DU

SCORBUT

PAR

Eugène BAILLARD
Docteur en médecine de la Faculté de Paris,
Élève des hôpitaux de Paris.

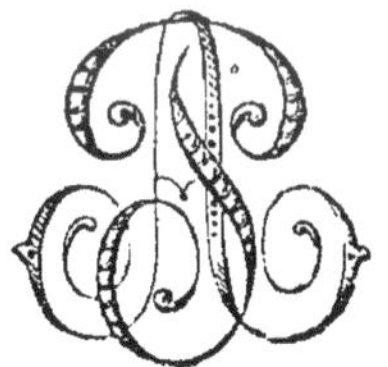

PARIS
A. PARENT, IMPRIMEUR DE LA FACULTÉ DE MÉDECINE
31, RUE MONSIEUR-LE-PRINCE, 31,

1873

DU SCORBUT

PAR

Eugène BAILLARD

Docteur en médecine de la Faculté de Paris,

Élève des hôpitaux de Paris.

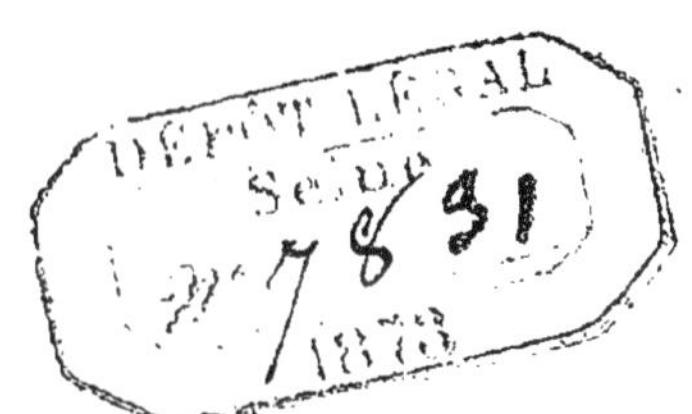

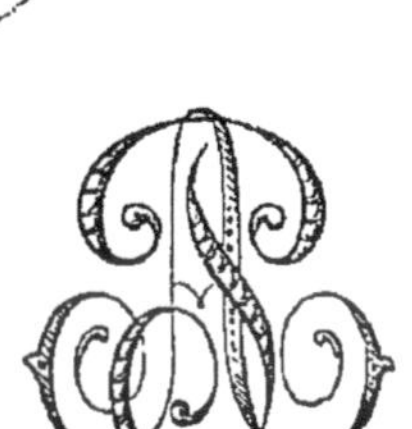

PARIS

A. PARENT, IMPRIMEUR DE LA FACULTÉ DE MÉDECINE

31, RUE MONSIEUR-LE-PRINCE, 31,

1873

DU SCORBUT

Pendant le siége de Paris, les médecins ont eu à constater une maladie, sinon particulière aux marins, du moins assez rare à terre; c'est le *scorbut*. Quelquefois cependant on l'a déjà signalé dans les camps, les prisons, les villes assiégées et même les hôpitaux.

HISTORIQUE BIBLIOGRAPHIQUE.

Les anciens, ni Hippocrate, ni Galien, ni Strabon, qui cependant ont parlé de maladies analogues, n'ont décrit clairement celle-ci. Les Arabes ne nous ont transmis non plus rien de bien net à cet égard.

Joannes Echtius, vers 1540, fit un traité sur cette matière, que Wier, son contemporain, semble avoir ignoré, puisqu'il range le scorbut parmi les maladies jusqu'alors inconnues. Engalenus, Poupart, le grand Boerhaave et plusieurs autres, publièrent certaines dissertations sur cette maladie. Mais il nous faut arriver jusqu'à Lind pour trouver quelque chose de clair et de précis.

Jusqu'alors que de maladies confondues sous le nom générique de scorbut! Lui, analysant tous ceux qui l'ont devancé dans cette étude, profite de leur science et de leurs observations et de ses communications avec Murray, Mead et Huxham, pour nous donner le traité le plus complet que nous ayons sur cette maladie. Il montra ce que l'on devait entendre par le scorbut; sa position de médecin de marine l'avait mis à même de constater ce qu'il était, et il l'a si bien décrit que tous ceux qui depuis lui ont traité ce sujet ont eu soin de se renseigner dans son livre.

Parmi ceux qui apportèrent leur contingent d'études sérieuses, citons Milman, Poissonnier-Desperrières et Kéraudren.

L'année 1813 réunit une série de 8 ou 10 thèses présentées à cette Faculté sur cette maladie. Plusieurs nous offrent quelques données nouvelles et des observations, où les renseignements viennent fortifier les aperçus déjà connus.

M. Tholozan, après la campagne de Crimée, nous fit le récit de l'épidémie qu'il lui fut donné d'observer parmi les soldats. Quelques rapports de campagne de médecins de marine que l'on trouve dans les collections de Brest, Toulon, Lorient, aussi bien que les travaux de Fonssagrives, Scrives et Reynaud, avaient éclairé quelques points et augmenté les contributions à l'étude de cette maladie, que la marine pouvait nous donner. Et, après avoir cité les travaux des professeurs Andral et Gavarret, de MM. Becquerel et Rodier, de M. Hérard sur la constitution du sang chez les scorbutiques, nous aurons à peu près épuisé la série des renseignements sérieux où jusqu'alors on pouvait puiser la connaissance de cette affection.

L'apparition du scorbut, lors du siége de Paris, a fait naître de nouveaux travaux entrepris dans le but d'élucider cette question intéressante de la pathologie.

Il avait manqué aux chercheurs antérieurs un élément nécessaire, que très-rarement ils avaient mis en ligne de compte, à savoir l'*anatomie pathologique*. Peu de nécropsies avaient été faites : on n'avait guère étudié que sur le vivant, et encore beaucoup n'avaient fait que des redites. Grâce aux instructions rédigées par l'ancienne Société royale de médecine, vers 1784 et 1785, et répandues par le ministre de la marine, le maréchal de Castries, grâce aussi aux observations de Cook, les capitaines et les navigateurs en savaient presque autant que les médecins.

En présence de cette sorte de fléau qui attaquait Paris, des études nouvelles furent faites; presque tout dans cette maladie fut l'objet de nouvelles conceptions, et ces efforts combinés ont amené dans son étude un appoint nouveau. Différents médecins, chacun suivant la direction de son esprit, les conditions dans lesquelles il s'est trouvé et le résultat des travaux qu'il avait entrepris, ont attaqué un côté de la question. A la tête de services spéciaux de scorbutiques, ils eurent les preuves en mains de ce qu'ils purent avancer plus tard.

M. Delpech, chargé du service de l'hôpital du Gros-Caillou, nous fit, dans les Annales d'hygiène et de médecine légale, l'*étiologie*. MM. Lasègue et Legroux ayant eu à diriger le service médical de Sainte-Pélagie, où les prisons de la Seine avaient réuni leurs scorbutiques, nous ont raconté l'épidémie des prisons dans son ensemble.

Une partie à notre avis très-importante avait été laissée dans l'ombre, c'est l'anatomie pathologique, l'étude sur le cadavre, l'étude de lésions ayant amené la mort ou l'ayant accompagnée. Du reste, MM. Lasègue et Legroux n'ont eu que 8 décès à constater, et parmi ces 8 morts, un seul peut être donné comme succombant véritablement et uniquement à l'atteinte scorbutique.

M. Leven, médecin du Chemin de fer du Nord, qui pendant trois longs mois n'eut guère dans l'ambulance d'Ivry que des scorbutiques à soigner, dont beaucoup de cas graves et mortels, s'est appliqué spécialement à cette partie du sujet si pleine d'enseignements.

M. Bucquoy, ainsi que M. Hayem, dans leurs monographies, ont éclairé certains points importants. M. Bouchardat, dans sa conférence à l'Hôtel-de-Ville et son *Annuaire* de 1871-1872, a touché à quelques particularités de la maladie en traitant des maladies obsidionnales.

Après avoir étudié ceux qui nous ont précédé, nous tentons ici et présentons à votre appréciation une étude générale du scorbut. Nous tâcherons de la faire aussi complète que possible, cherchant toutefois la concision que comportent ces dissertations.

Comme exposition nous suivrons la marche didactique des auteurs de pathologie, marche que nos maîtres nous ont toujours recommandée.

DÉFINITION.

Précisant autant que possible les termes, nous dirons que le scorbut est une maladie cachectique, dans laquelle la crase sanguine ayant subi certains troubles, la nutrition est viciée, et l'organisme trahit les modifications qu'il éprouve par des hémorrhagies multiples, des altérations particulières des gencives, une dépression générale de l'individu, et dans les cas les plus graves une dégénérescence graisseuse des muscles. Cette définition certes n'est point parfaite, mais elle nous semble assez bien fixer les idées que nous nous sommes faites de la maladie, et dans son ensemble et dans ses manifestations.

ANATOMIE PATHOLOGIQUE.

L'anatomie pathologique du scorbut n'avait jusqu'alors guère été faite : quelques nécropsies où l'on signalait déjà la dégénérescence graisseuse de quelques organes, sans préciser bien la lésion, et plusieurs analyses du sang presque toutes contradictoires, tels étaient les renseignements que nous avions sur ce sujet. Voyons ce que les derniers travaux nous ont appris.

A l'autopsie, surtout lorsque la maladie a duré un certain temps, on trouve toujours le malade profondément amaigri (Niemeyer). Les tissus sont flasques, quelquefois avec œdème, en général peu intense. Par la bouche, le nez, l'anus, s'écoule, au bout de quelques heures seulement, un liquide sanieux, sérosité sanguinolente, analogue à celle que l'on rencontre dans les cas de mort de certaines maladies, telles que scarlatine anomale, variole grave, etc.

La *putréfaction* marche avec une très-grande rapidité.

Les téguments ont une teinte sale, blafarde; la peau est par places écailleuse, surtout aux endroits où l'œdème existait sur le vivant. Des taches ecchymotiques ayant pris une teinte violacée attestent les extravasats sanguins que présentaient le tissu du derme et les tissus conjonctifs sous-cutané et intermusculaire. Des élevures larges comme une pièce de 1 à 5 francs et plus, à consistance plus ou moins ferme, sans grand changement de coloration à la peau, se remarquent de places en places, et, en les incisant, on trouve que ce sont des amas de substance colorée en rouge, comme du sang coagulé, un peu décoloré. Ces sortes de tumeurs, pour le dire tout de suite, véritable boue sanguine, se rencontrent aussi sous le périoste et quelquefois au milieu des masses musculaires, surtout au niveau des muscles qui travaillent le plus, mollet, parties internes de la cuisse, pli du coude et lombes. Ces épanchements se produisent par la rupture des capillaires dilatés dans les muscles et aussi par la transsudation du sang altéré. Enfin il peut y avoir, si le scorbut a été ulcéreux, ces vastes pertes de substance de nature caractéristique, dont la symptomatologie nous donnera la description sur le vivant.

Incisant la peau, on remarque que la couche de tissu adipeux sous-cutané n'a pas beaucoup diminué (Leven). Quelquefois aux *articulations*, s'il y a eu épanchement articulaire, les synoviales sont épaissies et rouges. Rarement les cartilages sont atteints, sauf le cas de carie et de nécrose des os, lesquelles débutent dans les os longs par des épanchements de sang à la périphérie de la moelle et dans les os plats par des épanchements dans le tissu spongieux.

Les *muscles* sont plus ou moins atteints; et d'abord, quand ils sont plongés dans cette boue sanguine dont nous avons parlé, leur fibre est plus friable et plus cassante et décolorée; elle est devenue jaunâtre; en l'examinant au microscope, on constate que les stries musculaires ont disparu en certains endroits; des éléments cellulo-graisseux se sont déposés tantôt au centre, tantôt à la périphérie, par groupes plus ou moins considérables. Dans certains cas, la fibre tout entière a disparu : quelquefois elle est œdématiée et comme gonflée. Cette altération a comme certaines localisations d'élection; c'est surtout aux muscles qui travaillent le plus qu'on la rencontre. Aussi le *cœur* est-il un des plus constamment et des plus sérieusement atteints. C'est plus particulièrement dans ses fibres que l'on a étudié les altérations que nous venons de décrire, et ces altérations nous donnent l'explication d'un des phénomènes les plus constants du scorbut. En effet, ainsi que le dit M. Leven : « Le cœur tient sous sa dépendance la circulation tout entière, puisque le sang ne circule dans les capillaires qu'en vertu de la force du cœur changée en tension artérielle, et influencée directement par les nerfs vasculaires. Lorsque cette force diminue dans les cas de dégénérescence graisseuse, le sang n'a plus qu'une circulation ralentie dans les capillaires, et de là dilatation des capillaires, les échanges rendus plus difficiles avec les tissus, et c'est là probablement aussi une des causes de la dégénérescence graisseuse des viscères. » Nous croyons que ces dilatations des capillaires, surtout quand leur tunique est quelque peu altérée, amenant quelquefois leur rupture et rendant plus facile la transsudation du sang vicié, expliquent aussi ces extravasats sanguins que l'on rencontre si fréquemment.

Les *séreuses du cœur* sont quelquefois, mais rarement œdématiées ; quelquefois il y a de la sérosité.

Quant à la substance même du cœur, le tissu en est mou, cassant, facilement dilacérable. Les colonnes charnues sont atrophiées, aussi bien que les parois ventriculaires, qui plus dilatées sont beaucoup moins épaisses. Coloration presque partout jaunâtre, tenant au mélange des granulations graisseuses. Les *valvules* sont normales néanmoins, sauf les aortiques dont le manque d'élasticité, empêchant l'oblitération complète de la lumière du vaisseau, explique le bruit de souffle que l'on entend au deuxième temps à la base.

Dans l'intérieur du cœur, beaucoup d'auteurs avaient déjà signalé la présence de caillots fibrineux jaunâtres, et dans les oreillettes et dans les ventricules, surtout au pourtour des valvules auriculo-ventriculaires. La présence de ces caillots expliquerait assez bien ces morts subites que les scorbutiques nous offrent de temps à autre. D'après Leven ces caillots sont d'origine purement mécanique et dus au ralentissement des battements du cœur.

Après le cœur, dans la série des muscles les plus attaqués, on trouve d'abord la *masse sacro-lombaire*, qui pour la station fait tant de travail; puis les muscles du mollet, ceux de la cuisse et enfin les intercostaux ; ceux du bras le sont aussi, surtout chez les individus qui se livrent à de durs travaux.

Voyons maintenant ce que présentent les *viscères*.

Niemeyer prétend que dans la plèvre « on rencontre presque constamment des épanchements séreux ou séro-fibrineux, mélangés de plus ou moins de sang extravasé. » MM. Lasègue et Legroux admettent que l'on en rencontre quelquefois : M. Leven dit formellement qu'il n'en a rencontré que dans les cas d'hydropisie généralisée.

Je crois que M. Leven a été trop loin : car plusieurs

cas d'épanchement sanguinolent dans la plèvre ont été constatés à Sainte-Pélagie et à la Pitié, sans qu'il y eût hydropisie généralisée. M. Charpentier en a aussi constaté à Saint-Louis dans le service de M. Vidal, ainsi que M. Hayem à la Charité.

Il est une autre question qu'à propos des *poumons*, M. Leven a soulevée : « Nous n'avons pas, dit-il, observé de tubercules dans les poumons des scorbutiques. Dans la période du siége, un grand nombre d'individus, mal nourris et exposés aux intempéries de la saison, sont devenus tuberculeux ; ceux qui deviennent scorbutiques ne sont pas tuberculeux. » Si j'ai bien compris, cela veut dire que l'individu, se trouvant dans les conditions où l'on peut prendre ces maladies, subira l'une ou l'autre, mais ne saurait être attaqué par les deux à la fois. Il y aurait antipathie. MM. Lasègue et Legroux disent eux aussi : « Il est remarquable que le poumon soit resté indemne de la lésion ; dans aucune de nos nécropsies nous n'avons reconnu de lésions pulmonaires scorbutiques. Chez les tuberculeux il n'y avait ni trace d'hémoptysie, ni apoplexie. » Ces assertions sembleraient indiquer que le poumon serait à l'abri de toute atteinte du scorbut.

Je constate le fait affirmé par ces observateurs ; il est d'autant plus remarquable que le cerveau seul avec les poumons partage dans l'économie cette immunité.

Cependant le *tube digestif*, sauf la bouche qui présente ces altérations gingivales que nous décrirons à la symtomatologie, et qui, pour le dire en passant, ne sont, « vues au microscope, qu'une multiplication de l'élément épithélial avec production énorme de globules jaunâtres, purement graisseux, » le tube digestif, dis-je, n'est pas trop profondément atteint.

Quelquefois la membrane de l'estomac plus ou moins injectée, est ramollie ; il en est de même du gros intestin et de l'intestin grêle qui présente quelquefois des ulcérations.

Dans un cas observé à la Pitié, « chez une femme tuberculeuse, l'autopsie a montré plusieurs ulcérations tuberculeuses de l'intestin infiltrées de sang noirâtre, lesquelles se faisaient reconnaître sur la face externe par des ecchymoses noirâtres plus ou moins larges. »

Mais le plus souvent le canal intestinal ne présente rien d'anormal. Il n'en est pas de même des annexes.

Le *foie* est toujours gras, plus ou moins, capsule épaissie avec grandes lignes blanchâtres ; substance ramollie, et le plus souvent hypertrophie générale. « Cet état graisseux, dit Leven, entraîne la gêne de la circulation de la veine porte et de la sécrétion biliaire : de là l'hyperémie de la muqueuse intestinale, et la diarrhée qui arrive à la fin de la maladie. »

La *rate*, presque toujours double, quelquefois triple de son volume, est parsemée de lignes blanchâtres ; substance diffluente et capsule épaissie.

Le *rein* est lui aussi attaqué le plus souvent par la dégénérescence graisseuse. Une fois M. Leven l'a vu tout à fait semblable à de la cire. Sans augmentation de volume, ils offrent des arborisations multiples englobant des portions entièrement jaunâtres.

L'écorce en est jaunâtre, et on voit entre les pyramides de Malpighi des prolongements jaunâtres. Dans les tubes rénaux, épithélium rempli de granulations graisseuses, même phénomène aux glomérules. Quelquefois de petits foyers hémorrhagiques. Nous étudierons le produit de sécrétion du rein après avoir étudie le sang.

Le sang chez les scorbutiques est toujours plus ou moins altéré, tous les auteurs sont d'accord sur ce point: mais sur la nature même des altérations, il existe grande divergence d'opinions et d'appréciations. Les uns ont voulu que la fibrine diminuée amenât une fluidité très-grande du sang (Rochoux, Andral). D'autres ont rapporté des analyses, où au contraire il y avait plus de fibrine qu'à l'état normal. (Andral et Gavarret, Becquerel et Rodier, Chalvet).

La variété d'opinions a été la même quant à la quantité des globules, les uns prétendant qu'il y en avait plus, d'autres moins, et ces auteurs admettaient l'augmentation de la fibrine.

Les dernières analyses de Andral et Gavarret, et celles de Chalvet, communiquées à la Société médicale des hôpitaux, semblent démontrer qu'avec exagération de fibrine il y a diminution dans le nombre des globules.

Dans les faits qu'ils relatent, ce nombre est descendu pour Andral et Gavarret à 44, et pour Chalvet à 63 : ce serait une diminution de moitié et même de deux tiers. Pour nous, nous croyons que la fibrine est plus abondante, mais sous un état pathologique spécial; et ce qui nous fait penser ainsi, c'est cette remarque que nous avons faite que la formation des caillots fibrineux jaunâtres est assez fréquente et au cœur et dans les vaisseaux. Les capsules du foie, du rein, de la rate sont épaissies, et les prolongements qu'ils envoyaient à l'intérieur, renforcés, sont de beaucoup plus manifestes; quand il y a épanchement de sérosité, elle est toujours fibrineuse. On dirait que la fibrine ayant subi un changement moléculaire que nous ne pouvons saisir, se sépare plus aisément du sang et se dépose à droite et à gauche.

Quoiqu'il en soit, malgré et peut-être à cause de cette augmentation, le sang est plus fluide; il est vrai qu'il y a aussi beaucoup plus d'eau, un dixième environ, et puis diminution des globules; et il est probable que les autres changements que l'on observe dans la constitution du sang interviennent aussi sans qu'on puisse préciser leur importance relative. M. Laboulbène, dans une note présentée à l'Académie des sciences, par M. Robin, a prétendu qu'il y avait plus de globules blancs. Leven et Hayem disent ne pas l'avoir remarqué.

Le peroxyde de fer des globules a diminué en rapport direct avec la disparition des globules.

Niemeyer prétendait que l'hypothèse de la diminution des sels de potasse n'était pas confirmée par l'analyse. Cependant, d'après Chalvet, on trouve à peu près moitié moins de potassium des globules (phosphate de potasse et chlorure de potassium); à la période d'état, et avec le retour à la convalescence on verrait ce produit reprendre sa quantité normale comme les globules, la fibrine et les autres éléments du sang (1).

(1) Nous donnons ici comme explication un extrait du travail de M. Brouardel, dans la Revue scientifique : « Cette opinion qui veut accorder à la privation des légumes frais une prépondérance dans la production du scorbut, a été fortement soutenue par Chalvet. Après avoir

Les matières extractives elles aussi sont en plus

constaté que le sang scorbutique est caractérisé par une hypoglobulie très-réelle, une augmentation de la fibrine et de l'albumine, il démontre que la potasse est en moins grande quantité dans le sang des scorbutiques, par le fait même de l'hypoglobulie. Il se demande si cette hypoglobulie n'est pas le résultat de l'influence de sels de cette base dans les aliments.

« La réponse à cette question, dit Chalvet, exige quelques explications préalables. Il est bien démontré que la potasse est aussi nécessaire que le fer à la constitution des globules rouges. J'ai souvent obtenu dans la chlorose de meilleurs résultats avec le jus de citron qu'avec les préparations martiales. D'autre part, il me paraît établi qu'il est nécessaire que les principes minéraux faisant partie des tissus soient ingérés sous des formes chimiques déterminées, pour que ces principes soient fixés en quantité suffisante pour le travail d'élimination. Prenez, par exemple, du phosphate de potasse et du nitrate de la même base, ou du chlorure de potassium, ces divers sels traversent l'économie et sortent presque intégralement par les voies de sécrétion et d'excrétion. Ces sels, en un mot, sont stables et traversent l'économie sans décomposition. Ils n'impressionnent les tissus que par catalyse, comme disent les chimistes, à moins que leur trop grande proportion ne vicie le plasma sanguin, n'amène des troubles de nutrition qui se traduisent alors par des lésions appréciables.

« Si l'on ingère au contraire une combinaison de potassium et d'un acide organique autre que l'acide oxalique, un urate ou un tartrate de potasse, par exemple, l'acide organique se dédouble, forme de l'acide carbonique, et l'économie, comme l'a démontré Garrod, se trouve en possession d'un sel aussi peu stable que possible, la nutrition utilise la base, et l'élimination de l'acide gazeux se fait aisément. Cette mise en liberté de la base explique l'alcalinité de l'urine chez les personnes qui absorbent de fortes doses de fruits acides.

« D'après ce qui précède, on comprend l'utilité des fruits et des légumes verts dans l'alimentation. Ces fruits et ces légumes contiennent de la potasse combinée avec des acides organiques qui sont dédoublés par le travail nutritif et produisent de l'acide carbonique. On comprend aussi que la viande fraîche abondamment pourvue de chlorure de potassium et les graisses ne puissent remplacer les légumes verts et les fruits, malgré leur richesse en phosphate de potasse, *à cause de la stabilité de ce sel*. Ces mêmes faits expliquent pourquoi « la viande de « mouton contenant un poids déterminé de potasse ne préserve pas du « scorbut, tandis que le jus de citron empêche le développement de la « maladie à *quantité égale de cette base.* » C'est pour avoir tenu compte de cette particularité que Reynolds, que nous venons de citer, déclare ne pas comprendre le rôle des sels dans l'étiologie du scorbut. »

grande abondance dans le sang des scorbutiques. Il y a plus de déchet.

Afin de bien préciser les altérations remarquées, nous donnons ici l'analyse comparative du sang d'un scorbutique à la période d'état, et celui d'une femme robuste, enceinte de sept mois ; cette analyse, due à Chalvet, est empruntée au travail de Leven.

	Première saignée scorbutique.	Femme enceinte de 7 mois.	Différence pour le scorbut.
Eau	848,492	779,225	+ 69,267
Matières solides	151,508	220,475	— 68,967
Caillot sec	140,194	209,000	— 68,006
Albumine	72,304	68,719	+ 3,595
Globules	63,548	138,121	— 74,553
Fibrine	4,342	2,162	+ 2,180
Matières extractives	11,314	9,313	+ 2,001
Matières entraînées successivement par l'alcool absolu	10,312	8,013	+ 2,301
— l'éther	1,002	1,300	— 0,298
Cendres du caillot	3,000	5,691	— 2,691
Peroxyde de fer de globules	1,060	2,259	— 1,199
Potassium de globules	0,329	0,625	— 0,296

Telles sont les altérations les plus généralement reconnues. Il est certain que la connaissance de ces états anormaux des différents éléments du sang ne suffit pas pour rendre compte de la spécificité de la maladie : elle explique bien certains phénomènes, mais il faut encore des travaux attentifs pour arriver à la connaissance entière et parfaitement exacte des modifications que produit insensiblement un sang présentant des altérations données.

DE L'URINE.

Le sang étant, ainsi que nous venons de le voir, profondément altéré, inévitablement la sécrétion du rein, auquel il fournit les aliments, ne devra pas elle non plus être normale. En effet la quantité d'urée est diminuée de moitié, mais en revanche on trouve beaucoup de principes minéraux, presque le double de l'état sain ; ce qui fait dire à M. Leven : « que dans le scorbut la machine organique se déminéralise, qu'elle se désagrége particulièrement bien plus qu'elle ne brûle, de là l'absence de la fièvre dans le scorbut. »

Nous donnons ici comme preuve à l'appui de ce que nous venons d'avancer, le tableau suivant de l'analyse des urines faite par M. Chalvet chez un malade de M. Leven :

	Convalescent.	Période d'état.
Eau	937	950
Matières solides	63	49.50
Matières solubles dans l'alcool.	42	»
Urée	16.80	9.60
Matières extractives	25.20	12.90
Matières albuminoïdes	11	7.50
Matières minérales	10	19.50

ÉTIOLOGIE.

Nous allons maintenant chercher les causes de tant de désordres : nous nous arrêterons aux plus généralement reconnues, verrons celles que l'on doit maintenir et pour plus de clarté, les rangerons en deux classes : 1° les *causes efficientes* ou causes en quelque sorte créatrices de la maladie, causes tout au moins déterminantes, lesquelles précipitent l'apparition de la maladie, et concourent à son développement ; 2° les *causes prédisposantes*, c'est-à-dire cellesqui mettent l'individu dans un état tel, qu'il est le plus susceptible d'en recevoir les atteintes.

La cause primordiale, celle qui fait de la maladie une entité morbide parfaitement définie, avec ses caractères si tranchés, l'essence même de la maladie, celle-là, nous sommes forcé d'avouer que nous l'ignorons.

Les différentes théories mises en avant par Boerhaave, Pringle, Milman et autres auteurs de cette époque, nous paraissent plus ou moins fantaisistes, et nous croyons qu'elles n'ont absolument rien expliqué dans cette question.

Lind, dans son immortel ouvrage, déploie, dans l'étude des causes du scorbut, une sagacité et une lucidité de jugement que sa longue pratique et sa science nous indiquent comme guide, et les événements qui ont suivi ont montré qu'il avait su classer à leur juste valeur les différentes causes qu'il a étudiées. Bien qu'en écrivant il ait eu surtout en vue les gens de mer, nous verrons que les causes indiquées par lui sont bien en tous temps et tous lieux celles qui amènent le scorbut.

Nous traiterons d'abord des causes plus ou moins probables pour arriver à celles dont l'influence ne saurait être niée par personne, par cette raison que toutes les fois que le scorbut s'est présenté soit à l'état endémique, soit à l'état d'épidémie, toujours on les a trouvées agissant; et quelquefois leur disparition a suffi, pour qu'en même temps on voie la guérison s'opérer, quoique certaines autres conditions mauvaises persistassent.

La première cause que depuis longtemps les marins avaient assignée à cette maladie est l'*usage de l'eau salée*. Cette assertion vient de ce que, dans les relations de voyage, on nous rapporte que le scorbut s'est déclaré du moment où l'eau douce venant à manquer, l'équipage fut obligé d'avoir recours à l'eau de mer. Mais pour que cette pénurie se présente, il faut que déjà depuis longtemps le navire soit à la mer, ou que quelque avarie considérable l'ait privé de ses provisions. Dans le premier cas les fatigues auront déjà usé les matelots, ils auront eu à subir les gros temps, les transitions brusques de température, car ce n'est guère que dans les voyages de long cours. Dans le second, cette avarie n'aura guère pu avoir lieu que par tempête, et dans ce cas, les causes les plus graves, que nous analyserons bientôt, se trouveront réunies. Ce qui montre bien que cette cause n'est pas fatale, c'est qu'en nombre de cas, les navires manquant d'eau douce, on n'eut pas à remarquer une production plus rapide du scorbut. On a vu certains naufragés errer sur l'Océan pendant près d'un mois, sans avoir d'autre eau à boire que celle qui les entourait, quelquefois pas une goutte de pluie ne put rassasier leur soif augmentant, et cependant je n'ai pas souvenir que l'on citât le scorbut parmi les maladies qui les atteignirent et les firent périr.

Si l'eau salée est une cause adjuvante, ce que nous ne nierons pas, ce n'est pas tant comme boisson que comme agent extérieur. Car tous ceux qui ont vécu au bord de la mer savent que les vêtemeuts mouillés par l'eau de mer se tiennent beaucoup plus longtemps humides, et sont beaucoup plus difficiles à sécher. Nous verrons que cela peut et doit être considéré.

Nous avons parlé de cette cause, la première, parce qu'elle est particulière aux seuls marins, tandis que nous verrons les suivantes, aussi bien le partage des gens de terre.

En effet. les principales causes assignées sont : 1° la *mauvaise nourriture* et surtout l'*absencc de végétaux frais;*

2° l'*air confiné* et *corrompu ;* 3° la *constitution atmosphérique ;* 4° enfin, ce que l'on nomme le *mauvais temps*, c'est-à-dire cet assemblage de pluie et de froid, d'humidité et de vent, qui violente d'une façon si terrible tout l'organisme. Cette dernière cause est, comme nous le verrons, la plus importante.

Énumérons de suite celles que nous avons dénommées prédisposantes ; ce sont les impressions morales tristes, les chagrins, le découragement, l'apathie, la nostalgie, et surtout l'état de convalescence d'une maladie aiguë.

Étudions maintenant séparément chacune de ces causes :

La *mauvaise nourriture*, c'est-à-dire l'ensemble des aliments absorbés qui ne contiennent pas tous les éléments dont l'économie a besoin pour réparer ses pertes, et ceux qui étant avariés ou gâtés, réduisent l'individu à un état d'anémie très-grave, et quelquefois occasionnent une sorte d'empoisonnement lent, qui prédispose beaucoup au scorbut. Le marin qui n'a pour réparer ses forces, qu'il dépense si largement, que du bœuf ou du lard salé, quelque peu de poisson fumé avec une petite ration de légumes secs, ne trouve pas là un aliment suffisamment réparateur. Aussi beaucoup de médecins et d'observateurs ont remarqué que la bière, passablement nutritive, que les Anglais et les Hollandais ajoutent aux rations, s'opposait au développement du scorbut.

Les soldats et les habitants, pendant le siége de Paris, eurent souvent aussi grande pénurie d'aliments. La viande, vers la fin de décembre, avait presque disparu de leur ordinaire ; le pain était détestable. MM. Lasègue et Legroux ont aussi remarqué la diminution que les prisonniers eurent à supporter, tant en quantité qu'en qualité, comme une cause prédisposante de l'épidémie. Le café peut combler certaines lacunes, et il est certain que c'est grâce à cette denrée, et surtout au vin que l'on eut toujours en abondance, qu'il faut attribuer le peu d'extension que prit la maladie.

Nous ne saurions nous ranger de l'avis de M. Béhier, qui prétendait, dans sa conférence à l'Hôtel-de-Ville, pendant le siége, qu'*avec du pain et du vin l'on peut vivre* et être indemne.

Les relations du siége de Prague par les Impériaux et celui de Thorn par Charles XII montrent aussi qu'avec la diminution et l'altération des vivres coïncida une augmentation dans le nombre des individus atteints. Je sais bien que l'on pourra objecter que beaucoup d'individus, de peuples même, vivant habituellement dans la misère, n'ont pas une nourriture bien supérieure à celle que nous déplorons, et cependant ils ne sont pas tous pris de scorbut. Cela est vrai : de même qu'il est vrai que le scorbut peut se développer même en présence et malgré une nourriture suffisante, ainsi que le raconte Lind dans le Voyage de l'arsenal Anson au cap Horn, qui, lui, « avait des aliments de bonne qualité et en quantité suffisante, plus vin et bonne eau, et vit néanmoins périr la moitié de son équipage. » Dumont d'Urville fut obligé de débarquer quatre officiers et plusieurs hommes atteints de scorbut, quand son navire complètement arrimé ne lui faisait rien présager de pareil. Aussi ne faisons-nous pas de cette condition la cause principale du scorbut, c'est l'un des afférents, c'est un appoint qui a son importance, et qui doit entrer en ligne de compte.

Quant à l'alimentation salée, que l'on accuse souvent, nous ne pouvons mieux exprimer notre opinion à son sujet, qu'en reproduisant un passage de la conférence de M. le professeur Béhier, à l'Hôtel-de-Ville. « Il n'est nullement démontré, dit-il, que la viande salée agisse pour la production du scorbut, en tant que substance salée et alcaline, amenant par cette dernière qualité une sorte de dissolution du sang. Mais la viande salée est fâcheuse lorsqu'elle devient l'unique nourriture de l'homme, parce qu'au bout d'un certain temps l'individu se dégoûte de ces sortes de substances, que l'appétit se perd et aussi parce que l'estomac se trouve mal de ces excitations toujours identiques. »

M. Grenet, médecin de marine, qui a vu le scorbut à bord de *la Cléopâtre*, dans une station de cinq mois dans la mer Blanche, et au fort de Bicêtre pendant l'hiver de 1870-71, dit qu'après avoir considéré alternativement chacune de ces deux épidémies, il est convaincu que l'usage exclusif ou même modéré des viandes salées, n'est pas un élément indispensable dans l'étiologie du scorbut.

Parmi tous les aliments, ceux dont l'absence a paru produire les effets les plus désastreux, sont les végétaux frais. Tous les auteurs qui ont écrit sur ce sujet sont d'accord sur ce point. « On peut supposer, dit Lind, que ces sortes d'aliments empêchent les mauvais effets du froid humide de là, la qualité prophylactique.

Mais depuis que l'on a bien remarqué cette altération du sang des scorbutiques, dans lequel, ainsi qu'on l'a vu plus haut, les sels de soude ont subi une augmentation anormale, tandis que les sels de potasse ont éprouvé une diminution facile à constater; depuis cette époque, dis-je, on a cru voir dans la composition organique des végétaux frais et surtout des crucifères, où les sels de potasse sont en très-grande abondance, la raison qui explique que leur absence, sinon crée cet état, au moins le favorise singulièrement. Elle ne le crée pas fatalement : car on voit des individus, des peuples entiers, qui jamais ne mangent de légumes frais, ne rien éprouver de semblable : tels sont les Lapons (1). MM. Lasègue et Legroux citent un fait qu'ils ont observé : le cas d'un médecin qui depuis deux ans ne mangeait aucun légume (il avait été obligé de les quitter pour cause de gastralgie et de diarrhée), et qui n'en avait jamais souffert, lorsque, sans modification aucune à son régime, il fut pris par le scorbut vers la fin de février, au siége de Paris ; sans doute sous l'action de causes multiples, ajoutent ces messieurs.

Mais, à côté de ces faits nous citerons celui d'un médecin distingué des hôpitaux, qui, presque jusqu'à la fin du siége, fut, grâce au céleri, indemne, lui et sa famille, et lequel nous a dit que du jour où ce légume, le dernier que l'on pouvait se procurer, vint à manquer, il eut, lui et les siens, quelques symptômes facilement reconnaissables de scorbut, lesquels disparurent lorsque, après les préliminaires de la paix, des approvisionnements nouveaux amenèrent un genre de vie plus régulier.

(1) On lit dans la *Flora Laponica* de Linné : ..... Ad severo tamen me « nullum unquam in tanto Laponum numero qui Laponiam inhabitant « scorbuto obnoxium vidisse vel audivisse, licet in climate omnium frigi- « dissimo, licet *nullum vegetabile* pro cibo ordinario, nequidem panem « unquam adsumant. »

Scrive, dans sa relation médico-chirurgicale de la campagne d'Orient (1857), dit que dans le mois de juillet, «lorsque les fortes chaleurs eurent privé nos troupes de la petite quantité de végétaux qui croissaient dans la voisinage aride de nos campements, on observa une recrudescence considérable de scorbut.»

Et puis, pour nous, après avoir considéré attentivement les privations qu'eut à subir Paris à cette époque, et les relations consciencieuses qui en furent faites, comparant ensemble les souffrances que les assiégés et les armées françaises en campagne, où fort peu de cas de scorbut se sont rencontrés, sauf dans l'armée de l'Est, comparant, dis-je, ces éléments, nous arrivons à la conviction que la mauvaise nourriture, et surtout le manque de légumes frais que les autres rencontraient toujours de ci et de là, sont les causes les plus directes de l'épidémie qui a sévi à Paris pendant le siége. Et. cette observation ne fait que corroborer les remarques antérieures à ce sujet.

Mais cependant, nous ne saurions nous ranger à l'avis de M. Delpech, qui veut que ce soit la cause principale en tous temps et lieux. Et surtout, nous rappelant les faits cités par Lind, où le scorbut se déclara dans le temps où l'on mangeait des végétaux frais; celui de Monro, qui le relata lorsqu'on faisait un usage journalier des végétaux, et, enfin, lorsque nous lisons dans le Traité de l'influence du climat, du Dr Wilson, ces cas de scorbut qu'il appelle scorbut végétal, c'est-à-dire scorbut engendré par un usage habituel de végétaux, et qu'on ne pouvait guérir qu'en donnant une grande quantité de viande (Milman).

Le Dr Grenet, médecin du fort de Bicêtre pendant le

siége, dit : malgré le peu de succulence ordinaire de la viande de cheval, ce n'est ni la mauvaise qualité, ni l'insuffisance des vivres, ni les salaisons, qui ont déterminé l'apparition du scorbut, mais ce sont les fatigues et toutes les causes physiques et morales qui peuvent ralentir les phénomènes de la nutrition, absorption, assimilation et sécrétion.

A Paris, ceux que l'épidémie atteignit, et surtout ceux dont MM. Lasègue et Legroux nous ont fait l'historique raisonné, pour les prédisposer, avaient à supporter la deuxième des causes que nous avons indiquées, à savoir :

Le *défaut d'air pur* et la viciation de l'air dans lequel ils passaient la plus grande partie de leurs journées. Car la plus grande partie des individus atteints furent des prisonniers ou des soldats, qui, toujours aux remparts, vivaient en casemates. Or, je ne sache pas que les prisons, surtout celles où l'on constata le plus de scorbutiques, soient des modèles d'aération, ni la Roquette, ni Mazas. Et puis, à cause des prisonniers prussiens, ces prisons avaient vu augmenter notablement leur population, ce qui ne devait guère les mettre dans des conditions meilleures. Quant aux casemates, qui ne sait que, pour obvier au froid intense, on les clôturait le plus hermétiquement possible, et que 40 ou 50 individus s'infectaient les uns les autres.

Du reste, je ne suis pas le premier à signaler cette cause, et beaucoup de médecins l'ont donnée comme efficiente. Lind, il est vrai, semble lui accorder peu de poids, et, pour justifier son opinion, il nous dit : « Voyez les charpentiers de navires, qui couchent tout près de la calle, sans air, près des eaux croupissantes, qui y demeurent sans cesse, ils ne sont pas plus fréquemment atteints que les autres... Il est vrai que la mauvaise disposition de l'air peut amener la fièvre pétéchiale des prisons. » Et il ajoute (remarque importante) : « Si la putréfaction de l'air ne cause pas le scorbut, elle en augmente beaucoup la malignité. » Il nous dit encore : « Qu'il a vu le vaisseau *le Guernesey*, mal ventilé et dans des conditions hygiéniques atroces, conserver à son bord, de peur de prolongation de quarantaine, 70 malades qui guérirent sans avoir atterri ; qu'un autre vaisseau bien ventilé eut néanmoins, en partant du Cap, beaucoup de scorbutiques. »

De toutes ces assertions contraires, il ressort pour nous que sur cette cause Lind ne s'est point fixé. Mais, prenant en considération les relations de Jedska, au pénitencier de Prague, et de Poissonnier-Desperrières, après avoir remarqué que, dans les recommandations faites par la Société royale de médecine en 1784, et dans les instructions rédigées par Lapérouse, il est enjoint aux navigateurs de prendre toutes les dispositions les plus attentives pour que l'*aération* soit la plus complète possible, et la propreté la plus stricte; en présence de ce qui s'est passé à Paris, nous ne pouvons que maintenir, comme une des causes reconnues du scorbut, la viciation de l'air et sa putréfaction ; le Dr Grenet a remarqué aussi cette cause, car il prend soin de nous mentionner qu'au fort de Bicêtre, « des traverses construites devant les portes et les fenêtres des casemates diminuaient la lumière et *gênaient l'aération.* »

Voyons maintenant quelle peut être l'influence de la constitution atmosphérique.

Lind, l'étudiant tout simplement au point de vue des différences que l'atmosphère de l'Océan pouvait présenter, comparé à celui du continent ou des mers intérieures, réfute l'assertion répandue, que la constitution atmosphérique de l'Océan est cause de l'altération de vitalité de l'air : il prouve que les vaisseaux qui croisent dans les parages de terre et sur les côtes ont des scorbutiques. Il fait remarquer que dans la Manche, dans la Baltique, sur les côtes de la Suède, Norwége et Danemark, aussi bien qu'à la baie d'Hudson, le scorbut faisait plus de ravages qu'ailleurs, toutes conditions égales. Mais ce n'est point seulement à cela que nous voulons faire allusion. Nous voulons dire que la constitution atmosphérique, tant en mer qu'à terre, se présentant dans certaines conditions que nous exposerons, le scorbut a plus de chances de se développer, que cette constitution peut même l'amener seule, ou tout au moins est-elle une cause grandement adjuvante.

En général, tout pays où règne presque constamment un épais brouillard, rarement dissipé par un soleil chaud, comme l'Irlande ou les bas pays de la Hollande, où un froid brumeux avec neige, comme certaines régions septentrionales de la Russie et du Groenland, conserve le scorbut à l'état endémique, et, pour peu que ces causes augmentent d'intensité et que des privations extraordinaires viennent à s'imposer, la maladie prend le caractère épidémique.

Paris, pendant le siége, nous en a donné un exemple frappant. En effet, si nous consultons le relevé journalier de MM. Lasègue et Legroux, nous verrons dans les mois de novembre, décembre et janvier, d'abord que, comme température, la température de novembre fut humide et froide ; en décembre, le thermomètre se maintint presque constamment au-dessous de 0° ; en janvier, le froid sec alterna avec le froid humide. La somme des températures fut au-dessous de celles que l'on observe habituellement à Paris. De plus, nous voyons beaucoup plus fréquemment de brouillards épais et de brume. Il pleut assez rarement, mais le temps reste constamment couvert. Nous avons donc cumulé les mauvaises qualités du climat de la Hollande avec celles de la Russie : quoi d'étonnant alors que nous ayons eu à constater la maladie endémique de ces pays? Le scorbut trouvait chez nous, pour se développer, les éléments qu'il recherche, comme la fièvre jaune les trouve à Rio-Janeiro ; le vomitonegro, à Buenos-Ayres, et le choléra, sur les bords du Gange.

Nous avons dit que la constitution climatérique avait été très-humide et très-froide : c'est la quatrième cause que nous avions indiquée. C'est de beaucoup la plus importante, et, à elle seule, elle suffit souvent pour produire le scorbut. Tous les voyageurs et les médecins l'ont fait entrer en première ligne.

Olaüs Magnus qui le premier en a donné une description exacte en Europe, remarque que les logements froids et humides contribuent beaucoup à le produire et en augmentent toujours la malignité.

Murray dans une de ses lettres dit : « Un air humide et froid est la principale de toutes les causes antécédentes et efficientes de cette maladie. » Lind déclare « que c'est la principale cause de la fréquence et de la malignité du scorbut. » Et il ajoute, ce que l'on a toujours rencontré, « que cette cause agit surtout, plutôt et plus dangereusement sur les individus qui se présentent dans les conditions suivantes : constitution affaiblie par de longues maladies, nonchalance paresseuse qu prive de tout exercice, enfin nostalgie ou tristesse apathique et craintive.

Milman dit : « La cause la plus fréquente et celle qui dispose le plus constamment à cette affection, provient du froid et de l'humidité. »

En mer, en plus de la température humide et froide, on a les coups de mer, qui outre l'eau qu'ils font embarquer, augmentent énormément la vapeur d'eau, par la réduction en pluie fine de ces masses d'eau qui viennent heurter le navire. Certes, il est évident que les individus qui, comme cela arrive dans les gros temps, sont mouillés presque constamment nuit et jour, soit, lorsqu'ils sont sur le pont, par les paquets de mer, soit lorsque couchés dans l'entre-pont ils sont roulés dans leurs habits et couvertures trempés, qu'à aucun moment ils ne peuvent faire sécher, ces individus dis-je, se trouvent dans de déplorables conditions. Aussi est-il extrêmement rare que dans ces circonstances le scorbut n'apparaisse pas rapidement et ne fasse pas de grands ravages : quelques jours suffisent, et l'équipage est plus ou moins atteint. Et ce qui montre bien que cette cause agit spécialement c'est qu'en général les matelots sont plus souvent pris que même les officiers subalternes qui eux aussi couchent dans l'entre-pont, mais peuvent changer leurs vêtements et tenir sèchement les garnitures de leur lit.

« L'humidité et la nourriture malsaine, dit Lind, produisent le scorbut en tout pays ; et quand le froid s'y mêle, il atteint sa plus grande malignité. »

Du reste l'humidité par suite des décompositions qu'elle produit, est en toutes circonstances cause de putridité, et c'est elle qui produit, suivant les pays, ces maladies putrides analogues au scorbut que l'on appelle fièvre jaune, vomito-negro, choléra, etc. L'épidémie de Paris montre bien aussi l'influence de l'humidité et du froid pour la production du scorbut. Ces malheureux soldats, toujours en grand'garde, souvent sans abri, presque constamment mouillés, par la température que nous avons dit, réunissent les plus tristes conditions d'hygiène. Nous reportant à la relation de MM. Lasègue et Legroux, ne voyons-nous pas que, parmi les prisons où l'épidémie sévit, celles qui fournirent le plus de scorbutiques furent la Roquette et la Santé? « A la prison de la Santé, disent-ils, l'air humide et froid se condensait sur les murailles et retombait en pluie. Les cellules étaient devenues absolument inabitables, et les salles communes, moins humides, étaient elles-mêmes glaciales.

Au dépôt de la Roquette, « outre l'évidente humidité, les prévenus, accumulés en grand nombre, passaient une partie de leur temps dans des cours bornées par des bâtiments élevés où le soleil ne pénétrait que pendant un petit nombre d'heures. »

Au siége de Thorn, ville prusienne, une épidémie de scorbut, dont Bachstrom nous a laissé le récit, dévora presque toute la garnison, et un certain nombre d'habitants. « Ce siége eut lieu par une *saison très-rigoureuse et pluvieuse*; les fatigues les plus grandes, la privation de fruits et d'aliments végétaux, la nourriture la plus grossière et la plus indigeste, telles que pain de munition, viandes salées et sèches, etc., tout cela fut réuni chez les assiégés. Après les soldats qui les premiers furent atteints, parce qu'ils se trouvaient dans des conditions plus désastreuses, les habitants qui les remplacèrent aux remparts furent aussi attaqués par le scorbut. »

Ne croirait-on pas en lisant ce passage qu'il a été écrit pour Paris ?

On voit qu'à cette époque déjà les causes que nous avons assignées étaient bien et dûment enregistrées.

Ce qui prouve que le froid a aussi grande influence, c'est la remarque faite par tous les voyageurs au pôle, par les naufragés aux Spitzberg et ceux qui ont parcouru le Groënland, que le froid venant à disparaître ou à diminuer d'intensité avec le retour du soleil, d'une température moins rigoureuse, le scorbut perd de sa force et l'on voit journellement guérir ceux qui en étaient atteints.

Nous avons vu qu'outre les causes physiques purement impersonnelles, il y avait certaines *prédispositions* individuelles qui aidaient l'envahissement du scorbut.

Ceux qui les premiers généralement sont atteints sont les convalescents de maladie aiguë inflammatoire (pneumonie, pleurésie, rhumatisme, péritonite, bronchite, etc.). Epuisés par une lutte dont elle est sortie victorieuse, la nature semble être incapable de résister à ces nouvelles étreintes, elle succombe presque sans combat.

Parmi les 83 cas de scorbut qu'ont relevés MM. Lasègue et Legroux, 17 eurent lieu chez des individus antérieurement malades, et sur ces 17 cas il y eut 7 décès. Il est vrai que parmi ces 7 morts 2 étaient phthisiques. Mais cette diathèse est, elle aussi, prédisposante, aussi bien que la cachexie que l'on rencontre souvent chez les prisonniers, lesquels s'ils n'en sont point encore arrivés à cet état, présentent toujours un état d'anémie particulier, et d'indifférence apathique qui lorsqu'ils se rencontrent chez d'autres individus suffisent quelquefois pour les mettre à la merci du fléau ; et cela parce que leur mollesse les empêche d'aider la digestion par l'exercice, et la digestion devenant pénible, fatiguant tout l'appareil digestif, le prédispose à la corruption scorbutique. Une autre catégorie d'individus souvent atteints sont les anciens scorbutiques. Les récidives sont très-fréquentes, car il en est pour le scorbut, comme pour plusieurs autres maladies, un individu qui une fois a été pris, se trouve dans d'excellentes conditions pour être de nouveau frappé. Cela se voit surtout dans les équipages de longs cours ; si le scorbut se déclare à bord, et si sur 60 hommes, il y a 10 anciens scorbutiques, et 10 nouveaux matelots, et les 40 autres anciens marins, les anciens scorbutiques seront les premiers pris, puis les nouveaux matelots.

A ces causes, il faut ajouter les causes morales signalées depuis longtemps et vérifiées par l'épidémie dernière. Ce sont : l'ennui, la tristesse, la nostalgie, le découragement. Et ces causes paraissent sérieuses quand on constate que, parmi les soldats qui furent atteints, les mobiles bretons surtout, que l'on connaît attachés à leur pays natal, et les autres mobiles transplantés, ont payé un tribut de beaucoup plus considérable que l'élément essentiellement parisien, et à la mer ceux qui arrachés par la levée de leur classe, ont quitté en pleurant leurs femmes et leurs enfants sont aussi des plus éprouvés.

Dans les voyages de découverte, surtout lorsque le but qu'ils doivent atteindre ne leur paraît point devoir se montrer bientôt, quand ils perdent la confiance qu'ils ont en leur capitaine, comme on le voit dans bien des relations de voyage vers le XVIe et le XVIIe siècle, bien souvent le scorbut apparaît ou prend des proportions telles qu'on a vu des navigateurs obligés d'abandonner une entreprise dont ils entrevoyaient clairement la réussite, parce qu'ils ne leur restait plus assez d'hommes valides pour les manœuvres.

Richard Valter, dans sa relation de l'expédition de l'amiral Anson, dit que lorsque quelque événement décourageait les gens de mer et diminuait l'espoir qu'ils avaient d'arriver chez eux sains et saufs, la faiblesse et la langueur s'emparaient d'eux et précipitaient la mort de ceux qui avaient été malades. Sur les côtes du Mexique, au milieu d'un doux climat, le chagrin que dut causer aux matelots la perspective affreuse du voyage qui leur restait à faire avec des vaisseaux en mauvais état et faisant eau de toutes parts, contribua sans doute au renouvellement de tous leurs maux.

Quelquefois, surtout à terre où cela leur est plus facile, pour tâcher de faire oublier ces regrets et dissiper les chagrins et les ennuis, on voit ces malheureux désespérés se livrer à l'abus de l'alcool ; or on a toujours remarqué qu'ils payaient leurs excès par un état plus grave et plus alarmant.

Pour résumer en quelques mots ces causes que nous venons de développer, nous dirons :

L'*humidité*, surtout accompagnée *de froid*, voilà la grande cause créatrice du scorbut. Viennent ensuite pour l'aider, pour ainsi dire à ce triste enfantement :

la *mauvaise nourriture*, la nourriture indigeste et fatigante, surtout la privation d'aliments végétaux frais et l'abus des alcools; les *fatigues exagérées* qui ne permettent plus à l'organisme de s'assimiler les aliments; l'*air vicié* qui n'est plus réparateur, et prépare avec l'absence des végétaux à cette altération du sang, cause de l'hémorrhagie interstitielle si nombreuse et si terrible; l'*apathie* qui prive d'exercice, entrave les fonctions digestives; enfin la *nostalgie*, la *tristesse*, l'*ennui*, qui, par une influence déprimante, agissent, elles aussi, sur l'organisme en le rendant incapable de faire ses fonctions avec régularité et ensemble.

SYMPTOMATOTOLOGIE.

Maintenant que nous sommes renseignés sur les causes qui amènent le scorbut, voyons les effets que ces causes ou isolées ou réunies produisent sur l'homme qui les subit, étudions les symptômes que présente l'individu soumis à son empire.

Et tout d'abord, il nous faut constater le caractère général des différents symptômes. Tous sans exception attestent une modification du sang, une altération dans sa composition, une viciation de ses éléments qui amènent un désordre dans la circulation. Cette anémie profonde, ces hémorrhagies multiples, dermiques et intra-musculaires se produiraient-elles sans que le sang soit devenu plus fluide, plus *pénétrant*, si je puis me servir de cette expression? Ces névralgies persistantes ou fugaces, quand l'encéphale et la moelle rachidienne, et les nerfs eux-mêmes ne présentant aucune altération, se manifesteraient-elles sans qu'on pût accuser le fluide régulièrement nourricier, alors que dans tant d'autres maladies où elles se présentent, c'est à sa mauvaise composition que nous imputons ce résultat?

Non certes: aussi faut-il bien reconnaître, et cela lors même que la cause de cette altération ne serait pas celle que nous avons présumée et articulée, lors même qu'elle nous serait inconnue et par nous insaisissable, il faut, dis-je, reconnaître que le sang alors n'est plus ce fluide réparateur et régulateur de la vie. Donc, il a dû subir une modification qui met l'économie tout entière en désarroi.

Ceci posé, voyons comment se présente cette maladie.

Le début est en général lent et insidieux, et souvent, pendant près de huit ou quinze jours, on ne sait trop à quelle affection l'on aura affaire. On constate bien souvent, presque toujours même, une grande lassitude, un air triste et l'abattement d'une forte courbature. Le visage légèrement bouffi prend une teinte jaunâtre qui n'est n celle de l'ictère, ni celle de la chlorose, ni celle de la cachexie cancéreuse, mais que l'on pourrait dire teinte paille foncée, analogue à la coloration affaiblie que laissent après elles les ecchymoses. Les lèvres sont un peu cyanosées, les yeux entourés d'un cercle bleuâtre bistré. Les individus sous le coup de la maladie ne se soucient de faire aucun mouvement et ont au contraire une sorte d'aversion pour toutes sortes d'exercices. On remarque aussi quelquefois des douleurs dans les jambes que le malade qui ne voit pas son état attribue soit à d'anciens rhumatismes, soit au froid, soit simplement à la fatigue.

Néanmoins, l'appétit reste bon ; aussi est-il loin, malgré une certaine oppression qui le gêne quelquefois, de soupçonner sa maladie.

Cette période d'invasion dure plus ou moins longtemps; car, ainsi que l'ont dit MM. Lasègue et Legroux, « La cachexie s'établit plus ou moins vite, plus ou moins profonde, suivant que les conditions étiologiques ont été plus puissantes, et suivant que l'organisme se trouve dans des conditions de moindre résistance. »

Tels sont, le plus souvent, les phénomènes de la première période. Quelquefois cependant, la maladie débute d'emblée par l'affection locale des gencives, sans aucun trouble (Fodéré). Mais bientôt, dans sa marche régulière et habitelle, succède à cet état de malaise, toute une série de phénomènes qui ne permettent plus d'hésitation. Les symptômes précurseurs augmentent d'intensité, les forces diminuent rapidement, et c'est à grand'peine si les jambes, que le malade traînait encore, peuvent supporter le poids de son corps. Sans fièvre aucune le plus souvent, il ne peut faire aucun mouvement sans être arrêté par une dyspnée atroce et des palpitations violentes l'accablent. Du reste, on peut aussi remarquer alors du bruit de souffle aux carotides et du frémissement, comme l'anémie nous les présente si souvent. Les douleurs de jambes augmentent, surtout aux articulations, et ne se localisent plus là seulement.

Bientôt les malades accusent une sensation désagréable dans la bouche, comme un goût de sang : les gencives causent une vive démangeaison, se gonflent et saignent pour peu qu'on les touche. Elles deviennent alors livides, molles, spongieuses, surtout au niveau de chaque dent, la mastication est difficile et douloureuse, l'haleine fétide. Cette lésion, que jusqu'alors tous les auteurs avaient considérée comme pathognomonique du scorbut n'a point paru aussi grave, ni aussi constante aux observateurs de Sainte-Pélagie. « L'altération des gencives, disent-ils, a fait complètement défaut chez un cinquième de nos malades, et dans ce nombre plusieurs présentèrent pourtant un scorbut grave ; un des cas fut mortel. » Il semble même ressortir de leurs remarques que, pour eux, bien souvent cette altération est due uniquement au mauvais état antérieur des gencives et des dents : ils n'ont que très-rarement vu ces grandes lésions gingivales que tous les auteurs nous rapportent. Cependant, ils racontent avoir vu, « dans les cas graves, les gencives ecchymosées, gonflées dans une grande épaisseur, très-douloureuses, et interdisant tout mouvement de mastication, remontant sur les dents dont elles masquaient quelques-unes, et présentant en un ou plusieurs points, là où les dents étaient plus particulièrement malades, outre les sortes de grains de groseille ou de cassis, des fongosités plus molles, plus œdémateuses, saignant au moindre contact, recouvrant toute la dent et ayant quelquefois le volume de l'index. »

L'état de la dent seule, cariée ou non, ne saurait expliquer ces fongosités mollasses et exubérantes, en tout semblables à celles que l'on rencontre dans le scorbut, même aux dents saines ; il y a là pour cause efficiente directe, la maladie et son action immédiate et pour ainsi dire spécifique. Et puis, combien d'individus, avec dents splendides n'ont-ils pas présenté ces altérations ! Je me souviens avoir vu, il y a trois ans, deux marins le père et le fils, tous deux avec des dents admirables, présenter, au retour d'un voyage en Chine, ou le temps avait été longtemps très-mauvais, des altérations des gencives en tout pareilles à celles décrites plus haut, et chez eux elles étaient au moins aussi effrayantes que chez quatre de leurs camarades qui eux avaient une dentition moins intacte et moins parfaite.

Du reste, il faut dire, qu'après avoir nié pour l'épidémie de Paris la constance, et la gravité fréquente de ces altérations, MM. Lasègue et Legroux, convaincus que si elles ne se présentent pas toujours aussi terribles ni aussi certaines qu'en mer, au moins la plupart du temps elles se rencontrent, et les rangent-ils parmi les trois symptômes caractéristiques qu'ils assignent à la maladie.

Nous trouvons de plus chez eux très-bien étudiée une lésion du voile du palais, dont Lind ne parle point, et que quelques auteurs avaient déjà signalée, mais sans y attacher grande importance. Elle consiste en suffusions sanguines et ecchymoses qui apparaissent sur la muqueuse de la voûte et du voile du palais. Elles présentent deux formes : 1° Un *piqueté rouge*, ou groupe de taches de 1 à 1 demi-millimètre, rouge vif d'abord, puis violacé, sans saillie à la muqueuse et rouge le long du raphé median.

2° *Larges suffusions sanguines* muqueuses et sous-muqueuses, *noires*, saillantes et douloureuses, à contours irréguliers. Ces deux lésions coïncident presque toujours avec les altérations gingivales des cas de scorbut grave.

Elles sont du reste l'analogue des altérations que nous trouvons à la peau : car après ces phénomènes que nous avons décrits, quelquefois même avant, l'irrégularité étant fréquente dans les manifestations du scorbut, on voit apparaître à la peau, principalement sur les jambes, les cuisses, à la partie externe et antérieure, sur l'avant-bras dans le sens de l'extension, quelquefois aussi, mais plus rarement sur le tronc, de petites taches hémorrhagiques qui forment un piqueté d'un rouge assez vif. Ces petites taches, que l'on a dénommées *petéchies folliculaires* (Lasègue et Legroux), se trouvent surtout au niveau des follicules pileux. Elles occupent les couches superficielles de la peau, en formant une petite saillie semblable à celle de la chair de poule (Lasègue et Legroux) et que la pression avec le doigt ne fait ni disparaître ni changer de teinte. Cette éruption est d'autant plus abondante que l'individu a le système pileux plus développé, et la peau plus rugueuse et plus sale. Née sans que le malade s'en aperçoive le plus souvent, elle dure plus ou moins longtemps et est quelquefois, mais on peut dire rarement, le seul signe pathognomonique du scorbut.

Lind n'avait pas décrit, ni peut-être observé minutieusement ces petites pétéchies, autrement il n'aurait pas dit que « les vraies taches scorbutiques ne s'élèvent presque jamais au-dessus de la peau. » Sans doute il les avait confondues avec ces autres pétéchies plus larges, ecchymoses plus ou moins étendues dont nous allons parler.

Car ces petites hémorrhagies sont bientôt suivies et quelquefois même accompagnées de taches plus larges, moins purpurines et qui revêtent l'aspect des ecchymoses. Celles-ci sont bien, ainsi que l'a dit Lind, de la largeur d'une lentille à celle de la main, et elles ne s'élèvent pas au-dessus de la peau. Ce qui montre bien qu'il confondait les deux variétés parfaitement distinctes, c'est qu'il dit en parlant des taches scorbutiques qu'elles sont régulièrement rondes et petites au début. Or, ainsi que MM. Lasègue et Legroux l'ont écrit, les ecchymoses correspondant à deux sortes d'épanchements cutanés, l'un en nappe plus ou moins large à contours irréguliers et sans délimitation précise, l'autre en noyaux arrondis nettement circonscrits, du volume d'une noisette, les ecchymoses, dis-je, suivront cette apparence, et il aura dû prendre pour les vraies et *seules* taches scorbutiques ces ecchymoses, qui sont aussi constantes dans les cas graves que les *pétéchies folliculaires*.

Les ecchymoses se produisent surtout au niveau de la flexion, c'est-à-dire dans le creux poplité, à la partie interne de la cuisse, à la partie interne du coude. Il ne se fait d'ecchymoses, ni sur la peau de l'abdomen, ni sur la peau du thorax, mais il s'en forme d'ordinaire dans les bubons ulcérés, dans les cicatrices anciennes, partout où la peau est amincie (Leven).

Si l'épanchement a lieu sur un plan osseux, comme devant la crête du tibia, alors se produisent des douleurs spontanées très-violentes et la marche est presque impossible. La peau est alors sèche, rude et très-sensible au toucher, et dans certains cas on observe des squames, surtout lorsque les épanchements sanguins viennent à se résorber : alors l'épiderme ressemble à du collodion froissé, le derme au contraire est dur, résistant et semble faire corps avec les parties qu'il recouvre.

Du reste une autre cause agit alors pour tendre la peau, laquelle débute quelquefois d'assez bonne heure, mais accompagne toujours ces épanchements sanguins.

C'est l'*œdème.* Jedska, dans sa relation, rapporte des cas où l'œdème des jambes et l'infiltration dure et douloureuse du tissu conjonctif avaient précédé le relâchement sanguinolent et œdémateux des gencives.

Cet œdème débute souvent le soir par les malléoles pour disparaître en grande partie le lendemain matin, dit Lind. Je crois que la cause de ce début le soir et de la disparition le lendemain matin, tient à ce que souvent encore à cette période les malades se lèvent le jour et se couchent la nuit. Il arrive là ce qui se passe dans toutes les cachexies ou affaiblissements. Mais bientôt l'enflure revient et peu à peu gagne de proche en proche. Toute la jambe devient œdémateuse, les mouvements presque impossibles sont très-douloureux. La tumeur ne cède pas aussi aisément à la pression, et l'impression par le doigt n'est pas aussi durable que dans l'œdème simple et véritable.

Des douleurs vives se joignent bientôt à ces symptômes : le plus souvent un point de côté ou resserrement de la poitrine, et de plus l'oppression se fait sentir lorsque l'on tousse. Et ce symptôme est en général funeste (Lind). Quelquefois la douleur semble générale, mais elle est plus vive aux membres, aux lombes et surtout aux articulations et aux jambes quand ces parties sont enflées. Le mouvement exagère ces douleurs, principalement celles du dos : elles sont sujettes à changer de place. Il n'y a jamais de céphalalgie, à moins que la fièvre ne se déclare; et alors, dit Lind, elle est un symptôme particulier, car il n'y a point de fièvre essentiellement scorbutique ; le scorbut est une maladie essentiellement chronique. Toutes les fois que la fièvre apparait, on peut porter un pronostic grave et surtout quand elle prend la forme de la fièvre pétéchiale des prisons, ce qui arrive quand à bord, ou à terre, un trop grand nombre d'individus sont resserrés dans un espace trop restreint.

M. Leven n'est point de l'avis de Lind sous ce rapport. Il prétend au contraire que la fièvre est fréquente, souvent intermittente. Il a même noté une élévation de la température qui peut aller jusqu'à 40°, et qui, dit-il, cesse lorsque la guérison doit se montrer.

Quelquefois le pouls monte jusqu'à 100 à 120 pulsations. Cependant il avoue que « le scorbutique a plutôt les apparences de la fièvre, mais il n'a pas la fièvre proprement dite. »

En même temps que des hémorrhagies multiples se présentent à la peau, souvent cependant un peu plus tard, et surtout lorsque le scorbut prend un caractère de gravité, on voit à la surface des muqueuses se produire les mêmes phénomènes : epistaxis répétées, dysentéries violentes, quelquefois avec douleurs très-vives. Quelquefois le sang est rendu presque pur, sans diarrhée ni tranchées. Les poumons eux-mêmes sont atteints ainsi que les plèvres.

On constate plus aisément alors les altérations cardiaques qui paraissent dès le début.

« Le malade, dit M. Leven qui a parfaitement étudié la question, se plaint de douleurs au niveau de la région du cœur. Ces douleurs s'irradient quelquefois autour du thorax : d'autres fois, ce sont les cas exceptionnels, il se plaint de palpitations. Le plus ordinairement il accuse une faiblesse qui l'empêche de se tenir debout. L'impossibilité de la station n'est pas due toujours à la faiblesse des jambes, mais aux menaces de syncopes auxquelles il est en butte.

« La difficulté respiratoire est due tout entière à la dégénérescence cardiaque. Il est impossible de sentir l'impulsion du cœur : faiblesse excessive de bruits, et obscurité aussi bien à la base qu'à la pointe.

« Le nombre des battements est toujours exagéré, la moyenne est de 90. On trouve jusqu'à 110 et 120 pulsations.

« Bien souvent, bruit de souffle au deuxième temps à la base (l'insuffisance aortique). Ce bruit de souffle ne paraît que quand la maladie est en pleine évolution et disparaît quand le malade marche vers la guérison. Ce bruit de souffle est dû, ainsi que l'ont montré les autopsies, à ce que les valvules ayant perdu leur élasticité, ne peuvent plus obstruer l'orifice aortique. »

Certains phénomènes gastriques se montrent aussi presque constamment : dégoût pour les aliments, un peu de pesanteur à l'épigastre et quelquefois douleurs vagues dans le ventre; souvent cependant digestion facile.

La constipation d'abord opiniâtre fait place à la diarrhée sanguinolente, avec selles fétides. Cependant quelques-uns vont régulièrement à la garde-robe.

Il en est aussi qui ont de la diarrhée catarrhale, avec selles analogues à de la graisse.

Le *foie* est gros et dépasse le rebord des fausses côtes de 3 à 4 centimètres, sans douleur au toucher. A la percussion, on trouve la *rate* doublée ou triplée de volume, et aussi sans douleur. Rarement elle est atrophiée.

L'urine, sans présenter des altérations constantes,

est en général fortement colorée et rapidement se décompose. Lorsqu'on la laisse en repos, elle se couvre d'une couche huileuse et saline (Murray). Pas d'hématurie et jamais d'albumine.

Telle est la série des phénomènes que l'on rencontre presque toujours dans le scorbut, et même dans les cas légers.

Lorsque la maladie prend un caractère plus grave, quelques-uns d'entre eux augmentent d'intensité et quelques nouveaux s'y ajoutent. C'est ainsi qu'on voit alors les tendons des muscles fléchisseurs de la jambe sur la cuisse se retirer, et le genou devient extrêmement gonflé. Il y a une véritable rétraction, et pas seulement une difficulté de mouvement.

A cette époque, le malade, extrêmement languissant, éprouve des syncopes fréquentes au moindre mouvement, et, ce qui tient sans doute à l'altération du cœur que nous avons signalée, on a vu quelques cas où rien que le transport du malade à l'air vif, sur le pont, ou dans un transfert d'hôpital, occasionnait la mort.

Les hémorrhagies externes et internes augmentent. Les gencives de plus en plus fongueuses et mollasses, putrides et douloureuses, sont quelquefois profondément ulcérées et comme gangrenées. Les dents, très-ébranlées au début, ne tiennent plus, et avec le doigt on peut les enlever de l'alvéole qui ne les retient plus. Dans certains cas, la mâchoire se carie, mais rarement. Du reste, comme dit Lind, la carie scorbutique n'arrive que lorsque la table externe de l'os étant détruite, le pus scorbutique se trouve en contact permanent avec le tissu spongieux. Toutefois, dans sa forme maligne, le scorbut peut attaquer d'emblée le tissu aréolaire, et alors la corruption a lieu avec des douleurs atroces et marche extrêmement rapide.

C'est à cette époque aussi qu'on voit se produire, chez les individus atteints d'ulcérations variqueuses (ce qui est assez fréquent parmi les marins), ou seulement de plaies légères, quelquefois même de simples écorchures, ces ulcères à aspect si tranché et à évolution si terrible, à cause de leur persistance, et si réfractaires à toute espèce de curabilité, qui sont une cause de plus de cachexie pour le malade.

Pour l'individu qui n'est point médecin et qui par conséquent ne peut rattacher la lésion locale à l'état général, qui ne voit point là l'effet de la cause productrice de tous les troubles qui assaillent le malheureux patient, c'est peut-être la lésion la plus effrayante.

En effet, tout ce qui était plaie prend un aspect plus repoussant. Au lieu de pus bien digéré, on ne voit que matière sanieuse, ressemblant à du sang corrompu, formant croûte mollasse à la surface de l'ulcère. Enlevez-la, pratiquez la cautérisation, lotions détersives, rien n'y fait, elle reparaît aussitôt, et au-dessous d'elle, ce ne sont que chairs molles, spongieuses et putrides comme aux gencives, avec le même degré de fétidité; comme là aussi on trouve au fond de l'ulcère un fongus mollasse et sanguinolent, lequel peut en une nuit prendre des proportions énormes, que le bistouri ou le cautère ne pourront réprimer que pour quelques instant. Les bords de ces ulcères sont livides et gonflés, surélevés au-dessus de la peau. Leur apparence dans toutes les régions du corps est la même, et qui les a vus une fois les reconnaîtra. A Paris, il n'y a point ou presque point eu de ces tristes lésions. Aucun des observateurs ne les a signalées. Mais à la mer quelquefois encore, rarement il est vrai, on peut les rencontrer, et encore n'est-ce guère que sur de vieux marins variqueux, comme on en rencontre encore parmi les pêcheurs de l'Islande et du Grand Banc.

Et le pire, lorsqu'on considère ce triste spectacle, c'est qu'on est forcé de reconnaître que d'anciennes cicatrices se r'ouvrant sous le coup du scorbut peuvent rapidement prendre l'aspect de ces lésions dont nous avons essayé de donner une idée. Il n'est même pas toujours besoin d'anciennes pertes de substances, ni de cicatrices, pour que pareille chose se présente. Dans quelques cas, après une marche irrégulière des différents symptômes, dans les cas de scorbut tout à fait grave, la peau des jambes, monstrueusement gonflée, peut se crever dans les endroits où avaient paru d'abord ces tumeurs mollasses, douloureuses et livides dont nous avons parlé. Ces crevasses dégénèrent en ulcères, quelquefois accompagnées de fièvre putride colliquative.

On comprend aisément que, lorsque tant d'éléments de désorganisation viennent assaillir un individu, la mort doit s'ensuivre. Des hémorrhagies intestinales, des engorgements des différents viscères, des hydropisies, la carie des os, font succomber le malade dans la fièvre hectique.

L'intelligence se conserve en général jusqu'au bout, mais le pauvre scorbutique, découragé dès le commencement, plongé dans une morne tristesse, succombe tantôt subitement, tantôt par suite de la gêne croissante de la respiration.

Heureusement qu'il n'en est pas toujours ainsi. La

maladie n'attaque pas toujours avec toutes ses armes, et la constitution aidée du traitement peut quelquefois en avoir le dessus. Alors les hémorrhagies cessent, les douleurs de la poitrine et des membres diminuent, les taches hémorrhagiques s'effacent en prenant successivement la coloration des ecchymoses en résolution : il n'en paraît pas de nouvelles ; l'œdème et le gonflement des membres disparaissent ; les gencives, se nettoyant peu à peu, finissent par se raffermir ; l'appétit, qui avait disparu au début de la crise grave, revient ainsi que le courage que l'on avait vu depuis longtemps absent. Avec l'appétit, les forces reprennent, et l'on ne trouve plus cet affaissement caractéristique que l'on constatait depuis le début. La peau elle-même suit la régression des ecchymoses et des suffusions sanguines ; elle perd petit à petit cette coloration jaunâtre que nous avons signalée. Mais il ne faut pas croire que ce changement se produit du jour au lendemain : la durée en varie de un à trois ou quatre mois, quelquefois même six.

Un des phénomènes qui persistent le plus longtemps, même lorsque la guérison semble se faire, et quelquefois faite, c'est l'œdème dur, ligneux, sorte de sclérème, lequel peut persister *indépendamment* de tout autre signe, comme MM. Lasègue et Leroux en ont, ces temps derniers, exposé deux cas à la Société médicale des hôpitaux.

A ce propos, nous dirons que l'on peut considérer comme vérité démontrée que chacun des principaux signes du scorbut suit une évolution indépendante, qu'il naît, est et reste lui, pendant toute la durée de sa manifestation, que la rétrogression de ceux qui ordinairement l'accompagnent, n'implique pas sa disparition, de même que leur aggravement peut coïncider avec la guérison.

La maladie étant complètement guérie, ainsi que nous l'avons déjà dit, le malade n'est point à l'abri ; en dehors même des récidives qui sont presque fatales, les rechutes sont extrêmement fréquentes ; et tel qui paraissait guéri, meurt quelques jours ou quelques semaines plus tard de la maladie que l'on croyait l'avoir épargné.

Et puis cet état scorbutique n'est pas seulement dangereux par lui-même. D'abord, comme toutes les affections épidémiques, il imprime aux maladies concomitantes son caractère spécial, c'est-à-dire que toutes ont plus ou moins de *scorbutisme* dans leurs manifestations : plus ou moins, elles subissent l'influence de ce que l'on a appelé la constitution médicale du moment, et chez toutes elle occasionne de la gravité.

Cette constitution médicale est-elle cause de l'*héméralopie* que l'on signale fréquemment dans le scorbut? Plusieurs chirurgiens de marine ayant vu ces deux maladies se montrer dans les mêmes conditions et se développer simultanément, en ont conclu qu'il existe entre elles, non-seulement une communauté d'origine, mais aussi une identité de nature, l'héméralopie étant un symptôme de l'affection scorbutique. Quoique en général on récuse cette manière de voir, cependant on ne saurait nier le fait de leur coexistence ainsi que le montrent les faits relatés dans la thèse de M. Guémar, qui, étant à bord de l'*Alceste*, vit sur 250 hommes de l'équipage atteints de scorbut, 75 cas d'héméralopie. Il n'y eut pas d'autres héméralopes à bord que les scorbutiques. En général l'héméralopie se présenta de la manière la plus simple, la plus ordinaire, et avec diverses variétés. Cependant quelques particularités méritent d'être notées : un malade était atteint de cécité complète la nuit et presque complète le jour; quelques-uns avaient perdu la faculté visuelle d'une partie de la rétine, soit de la partie supérieure, soit de l'inférieure, soit des parties latérales. Plusieurs héméralopes n'ont jamais recouvert complètement la vue. Pendant les séjours sur les rades, et lorsque le régime était modifié, la vision reparaissait; mais, dès qu'on reprenait la mer et l'usage de la viande salée, la maladie revenait au bout de quelques jours. Le traitement quel qu'il fût ne servait presque à rien. Les mousses surtout et les novices furent atteints. Il y aurait donc une variété d'héméralopie que l'on devrait dire *scorbutique*, parce qu'elle est symptomatique ou congénère de cette affection. (Saurel.)

De plus, par lui-même, le scorbut peut engendrer certaines phlegmasies de la plèvre et du poumon (Hoffman, Lind), et, ainsi que nous l'avons vu, la dysentérie.

Il est vrai de dire aussi, qu'en retour, certains états antérieurs de la constitution, tels que la syphilis, le cancer, la scrofule, la phthisie, lui donnent un caractère de gravité de beaucoup plus sérieux. Toutes les diathèses et maladies constitutionnelles, ajoutant au scorbut leur cachexie propre, augmentent d'autant les charges à supporter par le scorbutique, qui alors succombe beaucoup plus aisément sous ces efforts réunis.

Après avoir analysé chacun des symptômes du scorbut et l'avoir étudié à la fois le plus succinctement et le plus complètement possible, nous allons les résumer ici en quelques mots, afin que d'un seul coup d'œil on puisse embrasser l'ensemble des phénomènes et des signes de la maladie.

Comme symptômes précurseurs : changement de coloration du visage qui devient jaune et bouffi, lèvres cyanosées, cercle bleuâtre bistré autour des yeux ; lassitude générale, engourdissement et faiblesse du genou et des articulations du membre inférieur, apathie et paresse du mouvement. Gencives enflammées, gonflées et saignantes.

Au début de l'invasion, augmentation de tous ces phénomènes ; de plus, pétéchies folliculaires plus tard, quelquefois en même temps, ecchymoses et suffusions sanguines sous-cutanées et intermusculaires, compliquées d'œdème. Ces ecchymoses, ces suffusions et cet œdème font place, si la maladie prend le caractère grave, à des ulcères caractéristiques : douleurs névralgiques générales, troubles de la digestion et de la respiration, hémorrhagies internes se généralisant aussi bien que les hémorrhagies externes, rétraction des jambes : appétit presque toujours bon, sauf vers la fin ; quelquefois, mais rarement, carie des os.

DIAGNOSTIC.

Après avoir, autant qu'il était en notre pouvoir, étudié les différents phénomènes que présente le scorbut, nous croyons que quiconque possédera bien ces manifestations, pourra difficilement confondre cette maladie avec toute autre que nous offrent les cadres nosologiques. Elle y a sa place tellement dessinée, ses caractères sont si tranchés, son aspect tellement caractéristique,

que nous sommes convaincu qu'il faut bien peu d'attention pour ne point la reconnaître.

Outre les symptômes généraux de la cachexie, nous avons trois signes caractéristiqnes pouvant être donnés comme pathognomoniques, à savoir : 1° les pétéchies folliculaires; 2° l'altération des gencives; 3° les ecchymoses et suffusions sanguines.

Les petites pétéchies folliculaires ne sauraient être confondues avec ces exanthèmes que présentent la goutte, l'emploi du copahu, l'urticaire, etc., car leur siége est bien précis : elles ont toujours pour lieu d'élection la base des poils; au milieu de chacune d'elles se voit le poil plus ou moins atteint dans sa direction et sa vitalité. De plus, on les rencontre surtout aux endroits les plus pileux. Elles se localisent aussi aux jambes et aux bras, surtout dans le sens de l'extension.

Le *purpura hæmorrhagica* n'a point cette forme ronde et lenticulaire, ni la préférence de manifestation que nous avons citée. Enfin, ni la roséole syphilitique, ni le purpura, ni même la piqûre de puce qui lui ressemble le plus individuellement, n'ont cette élevure à la surface de la peau, sur laquelle nous avons insisté.

Quant aux *lésions gingivales*, elles n'ont d'analogue dans aucune autre affection. Ce n'est point l'aspect des affections plombiques, non plus que des stomatites mercurielles et autres. Elles sont elles et ne ressemblent à rien autre.

Les *ecchymoses* que nous avons remarquées au début pourraient paraître dues à des coups, à des meurtrissures, à des contusions. Elles en ont tout l'aspect. Mais d'abord les signes commemoratifs ne tardent pas à faire éloigner cette cause, et puis surtout, lorsque la maladie, suivant son cours, devient grave; de jaunâtres qu'elles étaient, elles prennent une teinte noirâtre qui éclaire le diagnostic.

Pour les *suffusions sanguines* dermiques, inter et intra-musculaires, dont elles sont la manifestation extérieure, rarement elles se montrent en d'autres cas. Latour, d'Orléans, dans son ouvrage sur les hémorrhagies interstitielles nous le démontre assez péremptoirement.

Il est encore un autre signe que l'on voit constamment, on peut dire, c'est l'*œdème :* œdème qui n'est point celui de l'anasarque, de l'albuminurie, des affections organiques du cœur. Nous avons vu qu'il ne cède point aussi aisément à la pression, et que l'impression du doigt n'est pas aussi durable. Il ressemble beaucoup plus au sclérème des nouveau-nés. Il est dur, ligneux. (Lasègue et Legros.)

Quand cet œdème vient à se fendiller, quand ces ecchymoses s'entr'ouvrent, alors on voit survenir ces *ulcères* que nous avons essayé de faire connaître, et qui n'ont eux non plus aucune ressemblance ni avec les ulcères scrofuleux, ni les syphilitiques, ni les dartreux, ni les carcinomateux, ni les psoriques. Nulle part ailleurs on ne rencontre ce fongus mollasse et sanguinolent, si exubérant et à reproduction si rapide, si tenace et si réfractaire à tout traitement.

Je sais bien que ces symptômes ne sont pas toujours très-accentués, et que, s'il est des cas malheureusement très-nets, il en est d'autres plus légers où ils le sont de beaucoup moins, et où même quelques-uns font défaut ; mais toujours ils existent au degré suffisant, même lorsque le malade s'en aperçoit à peine, pour mettre sur la trace un médecin attentif.

Si étant à bord d'un navire, qui déjà depuis quelque temps tient la mer par des gros temps et une température rigoureuse, et dont les hommes sont soumis à une nourriture insuffisante et grossière, sans réconfortants, avec des vêtements qui les garantissent mal du froid, un homme se présente à moi avec cette lassitude extrême, cette apathie, cette coloration jaune-paille foncée, dont nous avons parlé, tout d'abord, je regarde s'il n'y a point de pétéchies folliculaires, si ses gencives ne sont point attaquées ; s'il présente ces phénomènes, je le déclarerai scorbutique au début, et bientôt certainement la maladie marchant me donnera raison.

A terre, quand de longues privations interviennent avec du froid humide, que l'ennui et les déboires journaliers démoralisent les individus resserrés dans un emplacement trop restreint, si je me trouvais à examiner ces individus, je chercherais tout d'abord les symptômes que je viens de mentionner, et les trouvant, là encore je pourrais en toute sûreté, je crois, affirmer que le scorbut est en cause, et qu'on doit combattre par tous les moyens possibles et imaginables son développement individuel et général, si l'on ne veut le voir arriver avec son cortége effrayant de lésions.

Et il est certes bien important de reconnaître cette maladie, non-seulement pour l'individu lui-même, mais en prévision d'une épidémie. Il faut pouvoir affirmer que c'est bien à lui que l'on a affaire, pour prendre et faire mettre en vigueur certaines précautions hygiéniques, certains moyens prophylactiques dont nous parlerons bientôt, qui limitent son action, et même font disparaître toute chance de survivance.

Il faut le reconnaître aussi pour prévoir et analyser

les modifications que fera subir aux maladies concomitantes la *constitution médicale scorbutique*. Car, dans les cas d'épidémie, certainement beaucoup des affections que l'on rencontre subissent son influence, et montrent, par des phénomènes spéciaux, que le scorbutisme imprime son cachet à la maladie.

Quant aux cas graves, les caractères en sont si tranchés, que du premier abord on reconnaît la maladie, pour peu qu'on réfléchisse à tous les symptômes que nous avons énumérés plus haut. Et si quelquefois on a tout d'abord pensé au typhus ou à la fièvre pétéchiale des prisons, où le purpura joue un si grand rôle, bien vite, reconnaissant son erreur, on pourra assurer que c'est bien et dûment le scorbut.

PRONOSTIC.

Ce n'est point assez que d'avoir reconnu la maladie, il faut, autant que faire se peut, prévoir quelles seront et sa durée et sa gravité. Il faut voir quelles sont les conditions qui doivent faire porter un pronostic funeste, quelles un pronostic rassurant.

La gravité du scorbut dépend beaucoup des conditions tant individuelles que générales dans lesquelles il se développe. Un sujet peu robuste, peu énergique, affaibli par les maladies ou les chagrins, dont la nostalgie s'est emparé, sera plus profondément et plus gravement atteint. Une longue navigation, pénible et fatigante, l'encombrement dans les hôpitaux ou les prisons, avec saison rigoureuse et pluvieuse, font que le scorbut sévit dans sa forme la plus terrible.

Les signes les plus fâcheux, au point de vue du pronostic, sont : la persistance des hémorrhagies, l'altération profonde du sang, l'ulcération des gencives, la carie des os, la fièvre, les complications, surtout celles du côté de la poitrine.

Au contraire, lorsque les symptômes s'amendent, que l'on voit diminuer à la fois les taches hémorrhagiques, les douleurs, et les lésions de la bouche, quand les forces, l'appétit et le courage reviennent, alors on peut espérer une heureuse issue.

Mais, même dans ces cas, une maladie qui, en quelques jours, trouble aussi profondément l'économie tout entière, qui s'attaque si directement à l'élément le plus vital de l'organisme, qui altère la nutrition en général, d'une façon si énergique et si terrible, laisse toujours après elle une désorganisation grave de tout l'individu. C'est ainsi que l'on voit durer des mois entiers cet œdème sclérémateux que nous avons vu, se prolonger une anémie persistante, et enfin un état effrayant de prédisposition aux rechutes, qui fait, comme nous l'avons dit, que presque toujours un ancien scorbutique prend des premiers la maladie, pour peu qu'elle apparaisse dans les endroits ou les circonstances que l'on traverse.

Quant à la durée de la maladie, il est presque impossible de la fixer. Tel, avec des accidents légers, la gardera longtemps et aura beaucoup de mal à s'en guérir : tel, avec des accidents graves, pourra en être délivré en peu de jours. Ce n'est pas une maladie cyclique.

Une des causes qui abrégent la durée, est le retour aux bonnes conditions hygiéniques, à la nourriture saine et tonique, aux aliments végétaux, à l'air pur et sec, aux fruits acidulés.

Dans ces cas, il arrive alors une diarrhée qui, loin de faire présager la fièvre hectique, au contraire faisant l'effet d'un léger purgatif, est un signe favorable.

Un signe certain de guérison, au dire de Lind, c'est lorsque, peu de jours après cette diarrhée, la peau s'humecte et se ramollit. On dirait alors que l'apparition de la diarrhée et de la sueur chez les scorbutiques est ce que la réapparition de l'urine et des sueurs est chez les cholériques.

On a dit, et j'en suis persuadé, que les maladies quelles qu'elles soient, surtout les fièvres, augmentent la gravité du scorbut. Mais parmi elles, les fièvres intermittentes, à quelque type qu'elles appartiennent, doivent être mises en première ligne. Témoin entre autres cet officier de Dumont d'Urville. De son côté, le scorbut influe sur les autres maladies, aiusi que nous l'avons dit. Mais il nous faut mentionner aussi son action dans les fractures, qui non-seulement ne se consolident pas, mais même voient disparaître un cal commencé, du moment que le scorbut agit.

Les différentes saisons affectent différemment les scorbutiques. Leurs symptômes deviennent plus fâcheux lorsque les pluies et les froids viennent à apparaître. Chez nous, surtout, vers l'équinoxe d'automne ; ailleurs, suivant la latitude et les vents.

Les hivers froids, tels que celui que Paris eut à supporter lors du siége, rendent la maladie extrêmement mauvaise. Mais, en général, il arrive aussi ce qui est arrivé à Paris, c'est que froid, humidité et privations cessant, même quelquefois privations persistant, le temps sec et doux modifie en bien les symptômes jusqu'alors menaçants.

Un des phénomènes les plus terribles, surtout pour le médecin, c'est que quelquefois, dans une épidémie aussi bien à terre qu'à bord, un individu qui jusqu'alors présentait des symptômes du début, des symptômes de confirmation même, mais peu redoutables, succombe subitement. Pourquoi? C'est qu'une complication sera intervenue rapidement, ou qu'un des signes de la dernière période se sera montré brutalement au moment où on ne l'attendait pas encore, suivant les données de l'expérience et de l'observation.

Aussi, avant tout, dans les cas même réguliers, défions-nous des anomalies et des complications.

Je ne crois pas, comme l'affirme Lind, que le scorbut à un haut degré, et lorsque la poitrine a été fortement affectée, se termine par la phthisie : à moins que l'on accepte que, dans ce cas, la phthisie préexistant, ou des prédispositions à la phthisie, elle se développe sous l'action du scorbut.

Mais s'il ne tue pas toujours, il laisse après lui de tristes résultats. L'œdème, quelquefois la rétraction permanente des tendons et l'affaissement général de l'économie, ne se rencontrent que trop fréquemment.

TRAITEMENT.

La première chose à attaquer, c'est la stomatite et la gingivite qui, empêchant le scorbutique de manger malgré le bon appétit qu'il conserve, le rendent incapable de reprendre des forces.

Lorsque les gencives ne sont encore que rouges, légèrement tuméfiées, le traitement local qui réussit le mieux, consiste en lotions avec eau d'orge acidulée, acide chlorhydrique, 1 gramme pour 200 d'eau de laitue, jus de limons, d'orange, de citron, alcoolat de cochléariat, collutoires avec 6 grammes de borate de soude, et 8 à 10 grammes de miel rosat, ou encore : chlorate de potasse, 4 grammes, et miel rosat, 15 gr.

Depuis bien longtemps on a remarqué que l'action des acides végétaux était préférable à celles des acides minéraux. Aussi doit-on préférer les premiers, eux et les fruits où ils se rencontrent : et encore plutôt les fruits, tels que pommes, citrons, limons, oranges, etc., parce que, pouvant mâcher constamment la pulpe des fruits, les malades continuent eux-mêmes le traitement local, ce qui est une grande chance de réussite. Car, ainsi que MM. Lasègue et Legroux l'ont écrit dernièrement, il faut veiller impérieusement à ce que le traitement ne souffre pas de temps d'arrêt : grâce à cette vigilance continuelle, les gingivites cédaient en quelques jours, ou aux périodes avancées s'amélioraient, de manière à ne plus faire obstacle à la nourriture. Or, il est certain que, lorsqu'on se sert des acides acétique, tartrique, chlorhydrique, sulfurique ou nitrique, il faut toujours l'intervention du médecin ou d'un aide pour pratiquer ces lotions qui, faites imprudemment, pourraient être dangereuses. L'alun peut aussi être employé en poudre ou en solution même concentrée. Le perchlorure de fer au 1/10; la teinture d'iode, quelquefois même le chlorure de zinc, rendent de grands services, surtout lorsqu'on se trouve en face de ces profondes altérations, de ces putréfactions avec excroissances charnues, lesquelles doivent être enlevées, soit avec l'instrument, soit par les caustiques.

Quelquefois, coïncidant avec cette altération des gencives, on rencontre de la salivation : on essaiera d'abord les lactates alcalins, et puis tous les moyens que la méthode substitutive met à notre disposition, les épispastiques, les sinapismes, les purgatifs salins (mais éviter les drastiques qui augmentent la dissolution du sang), des bols de thériaque et de camphre auxquels on peut ajouter du soufre, comme sudorifique.

Comme le fond de la bouche, le pharynx est souvent aussi attaqué. Il ne sera pas inutile d'employer le gargarisme d'oxymel scillitique, d'alun ou de tannin. Ce dernier a rendu quelquefois de grands services.

Pendant et entre l'administration de ces différents médicaments que nous venons de citer comme s'attaquant à l'altération des gencives, on peut trouver un adjuvant utile dans la décoction de quinquina qui, rinçant la bouche et déposant quelques principes sur la surface atteinte, modifie les plaies légèrement, mais continuellement.

Si le malade reste exposé aux conditions mauvaises de milieu et auxquelles il doit la maladie, alors on aura successivement à traiter les différents symptômes.

Les taches pétéchiales folliculaires ne demandent aucune médication. Rien n'influe sur leur disparition. Une propreté très-grande, quelques bains simples ou alcalins paraîtraient cependant devoir agir. Et nous avons vu qu'elles sont plus fréquentes et plus nombreuses chez les individus à peau rugueuse et sale.

Mais les ecchymoses et suffusions sanguines sous-cutanées se trouvent très-bien de l'emploi du chlorhydrate d'ammoniaque en solution, sur des compresses recouvertes de toile imperméable. MM. Lasègue et Legroux ont écrit à ce propos : « Ces applications favorisaient la résorption, effet si difficile à apprécier qu'il éveillerait plus d'un doute, mais surtout elles modéraient les douleurs, au point que les malades en réclamaient l'emploi. »

Cette médication est facile en mer aussi bien qu'à terre, mais il ne saurait en être autant de cet autre mode de traitement indiqué par ces messieurs; je veux dire l'emploi des bains simples d'abord avec friction au savon noir, puis bains au sulfate de cuivre et de zinc, lesquels, disent-ils, faisaient éprouver aux malades une certaine détente; du reste, ils n'ont pas l'air eux-mêmes très-convaincus de leur efficacité.

Sur les tumeurs hémorrhagiques, les applications résolutives et émollientes sont de bon effet. L'iodure de plomb, l'emplâtre de Vigo cum mercurio et les autres fondants seront tentés et quelquefois avec succès.

Quant à l'œdème, sa guérison est souvent difficile. Pour les jambes enflées et œdémateuses, il faut bien les envelopper dans de la flanelle sèche et chaude, faire des frictions souvent répétées avec la pommade mercurielle belladonée, et quelques essences aromatiques ; des fumigations balsamiques feront souvent mieux. Et puis, il faut bien veiller à ne point tellement ramollir la peau, qu'il se produise des déchirures ou crevasses, amenant des ulcères. La difficulté de guérison est surtout grande quand cet œdème est arrivé à l'état de sclérème, d'éburnation que MM. Lasègue et Legroux déclarent n'avoir en rien pu modifier. Les bains de vapeurs pourraient peut-être amener quelque amendement.

Quand nous en arriverons aux ulcères, alors le pansement topique se fera avec des plumasseaux imbibés d'un mélange d'eau et de vin, ou d'eau et de jus de citron miellé, ou encore avec la liqueur de Labarraque et la poudre de quinquina et de charbon : l'acide phénique en solution étendue, et aussi le tartrate ferrico-potassique sont d'excellents topiques. Il faudra souvent cautériser les surfaces saignantes avec quelque caustique, acide nitrique, chlorhydrique et quelquefois chromique ; puis une légère compression pourra empêcher la récidive, et les fumigations aromatiques viendront petit à petit modifier les surfaces que l'on aura détergées. Il est des cas où le cautère actuel pourra être employé avec fruit, ainsi que ces vieilles formules telles que l'onguent égyptiac et une solution de la pierre styptique de Hesselbach, qui au fond ne sont que des astringents sous forme plus ou moins minérale, et que leur composition de sels différents, que l'on rencontre à bord et à terre assez facilement, permet d'avoir presque constamment sous la main.

Tous ceux dont nous avons parlé jusqu'alors ne sont que des phénomènes extérieurs. Il faut aussi voir ce que nous ferons contre les signes internes que nous offrent les scorbutiques. Les hémorrhagies internes, telles que hématémèse, hématurie, dysentérie, sont en général très-difficiles à guérir. L'état général est ici, si faire se peut, encore plus puissant comme cause productrice ; l'altération de l'économie agit avec violence, et il y a une telle altération des liquides et surtout du sang, aussi bien qu'une modification des canaux, des muqueuses et de toutes les membranes, que, sans attaquer la cause originelle ou faire disparaître les causes déterminantes de la maladie, on n'obtient aucun résultat. Cependant on pourra recommander les boissons avec acides minéraux à petites doses, oxymel scillitique et aussi l'esprit de Mindererus. Les toniques généraux tels que fer, quinquina, les amers, aideront aussi à relever l'économie.

Quand il n'y a que de la diarrhée, la rhubarbe produit un excellent effet ; elle modifie en tonifiant les surfaces avec lesquelles elle est en contact ; on emploie l'infusion d'ipécacuanha dans de l'eau-de-vie, donnée souvent et à la dose d'une cuillerée à café toutes les deux heures. Puis viendront le diascordium à la dose de 4 à 6 grammes, la thériaque, la décoction antiscorbutique de Fracastor, quelquefois même l'opium. La teinture de roses rouges est aussi très-utile.

On peut avoir aussi à soigner une toux persistante, fatigante, avec dyspnée profonde ; quand il y a chaleur de la peau, que le pouls s'élève et devient fréquent, que quelquefois même il y a menace de suffocation, avec turgescence de la face, alors il pourra être utile d'avoir recours à la saignée ; mais il faudra toujours le faire prudemment, car on ne diminuerait pas impunément la quantité de globules déjà trop restreinte, et l'on arriverait à un état d'affaiblissement qui déjà, par la nature même de la maladie, a tant de chances de survenir.

Telle est dans son ensemble la médication par laquelle nous attaquerions les *accidents scorbutiques*. Mais, au-dessus de ces accidents, il est un élément général, élément essentiel de la maladie, qui demande d'autres soins; il est en un mot un traitement général, qui s'attaquant au scorbut lui-même, à la maladie dans son ensemble, non-seulement aidera à la disparition des symptômes étudiés, mais pourra relever le malade et mener à la guérison.

La première chose à faire pour guérir un scorbutique c'est, lorsque faire se peut, de le changer d'air. Depuis longtemps déjà cette influence a été constatée. En Norwège on les exposait dans une île voisine. Dans les récits de voyages, nous voyons que les individus scorbutiques, descendus à terre, peuvent, guéris, rejoindre bientôt leur navire. Il ne faut pas seulement que cet air soit pur, sans émanations putrides, revivifiant en un mot, il faut aussi qu'il soit sec et chaud. Nous avons assez dit l'effet du froid humide. Aussi si dans ces circonstances on a à soigner des scorbutiques, il faut leur faire revêtir des vêtements chauds, et si la température est tellement rigoureuse que malgré ces précautions le froid puisse les atteindre, il faudra avoir soin de faire du feu. Le feu le meilleur, celui qui réunit le plus de qualités pour guérir rapidement, sera un feu de bois résineux, balsamiques et aromatiques.

En mer si l'on ne peut toujours avoir à sa disposition ces éléments, on trouvera toujours dans les boîtes de pharmacie, dont l'état exige l'existence à bord, quelques baumes et quelques résines que l'on pourra jeter sur le feu fait pour réchauffer et les malades et les individus sains, et cette mesure profitera aux uns et aux autres. De plus ce sera un renseignement utileà donner à ceux que l'on sera obligé de laisser à terre : quelquefois il n'y a point d'hôpitaux au lieu de station ou de débarquement ; et les malheureux scorbutiques n'ont pour tout abri qu'une tente. Eh bien, dans ces circonstances, presque toujours heureusement au nouveau monde, il y a grande quantité de pins et d'arbres aromatiques, qui les sauveront.

Si à Paris, dans la dernière épidémie, les soldats

avaient pu s'entretenir chaudement, il n'y aurait pas eu autant de scorbutiques. Mais les moyens de chauffage manquaient, et toujours l'air humide et froid faisait sentir son action délétère.

A cet air pur et chaud, il faut joindre comme réparatrice des forces perdues, une nourriture légère, saine et facile à digérer, bouillon ou soupe avec viande fraîche, ou parfaitement dessalée, et beaucoup de végétaux (choux, poireaux, oignons, carottes, pommes de terre crues, céleri, etc.). Si l'on peut en avoir à sa disposition, du pain de froment frais et bien cuit, sera très-utile. Point de biscuit plus ou moins avarié. Si la farine, dont on embarque presque toujours une certaine quantité en nature pour l'état major, et que l'on a toujours à terre en garnison ou ailleurs, vient à manquer, et que le biscuit bien conservé soit le seul allégement que l'on puisse accorder, alors, après l'avoir détrempé à l'eau fraîche, faite le recuire doucement mais longtemps, y ajoutant de la levure de bière, pour le faire fermenter, et faites manger frais, vous verrez une amélioration où cette précaution aura sa part d'action.

Les rapporteurs de la commission nommée par la Société royale de Médecine, en 1784, disaient que les farineux formant la partie la plus saine de la nourriture de l'homme, c'est à eux et aux légumes secs que l'on doit donner la préférence. Mais le biscuit fait de la plus pure farine n'est-il pas encore plus efficace?

Les salades, elles aussi, contribuent au rétablissement du scorbutique, surtout la dent de lion, la laitue, l'escarolle et le céleri, le cochléaria et le cresson. Or il est très-certain que la plupart de ces plantes pouvant, dans une ville assiégée, être cultivées, sans grands soins, et en tant de lieux inoccupés, il est vraiment bien étrange que dans des villes comme Paris on ait trouvé une telle pénurie de ces remèdes frais quand les fortifications et beaucoup de terrains vagues restaient inoccupés, alors que ceux qui en avaient bien compris l'utilité risquaient quelquefois leur vie pour aller parcourir les champs et jardins des environs, pour les récolter minutieusement.

En mer après un certain temps de voyage, il est beaucoup plus difficile, à moins d'attérir, de se les procurer. Mais on a qui peuvent, sinon les remplacer, au moins les faire moins regretter, certains fruits comme les limons, les oranges, les citrons, dont l'action sur l'économie tout entière n'est pas moins évidente que leur action locale sur les ulcérations des gencives, et sur les ulcères scorbutiques en général.

Il est très-certain, et c'est là une des assertions les moins contestées, que les végétaux frais valent à eux seuls bien des remèdes. Mais il est un fait sur lequel Lind surtout a appelé notre attention : c'est que, pour que leur action soit complète, pour qu'on en retire tout ce que l'on attend, c'est-à-dire surtout l'arrêt de développement de la maladie et même une marche rapide vers la guérison, il faut qu'ils produisent un peu de diarrhée. On dirait que dans ce cas ils servent d'émonctoires, que, suivant les idées des anciens ils purifient les humeurs, dont la partie viciée passe par les intestins pour être excrétée. Et le fait est si vrai qu'il faut une sorte de purification ; que lorsque les végétaux n'amènent pas cette diarrhée, à la fois critique dans le vrai sens médical du mot, et d'heureux présage, on a besoin d'avoir recours à certains fruits ou végétaux purgatifs, tels que tamarin cassé, pruneaux; quelquefois même au sulfate de soude pour produire l'effet exigé. Du reste, Lind a formulé cette action que doit rechercher le médecin, en disant : « que pour guérir le scorbutique, il *faut tenir les couloirs libres*, c'est-à-dire le ventre, les voies urinaires et les conduits excrétoires de la peau. » Aussi recommandait-il la bière qui remplit si bien généralement les deux dernières conditions. Certainement la pratique suivie et heureuse dans ses résultats des Anglais et des Hollandais, faisant boire leur bière antiscorbutique (mélange de plantes scorbutiques auxquelles on ajoutait du séné), lui a donné raison. Et plus la bière est nouvelle, plus elle a d'effet.

D'ailleurs, aux scorbutiques, toutes les boissons fermentées sont bonnes, surtout le cidre, à condition toutefois qu'il n'aura pas cette acidité vinaigrée que lui donne un trop long âge de tonneau en vidange. Le petit-lait est aussi bon, tant à cause de la laxité qu'il amène dans les intestins que de l'acidité lactique qui excite les parois de l'estomac.

Mais le bon lait complet n'est point à dédaigner, et maintenant qu'on peut avoir partout du lait condensé qui, en une cuillerée, porte le goût et l'efficacité nutritive d'une tasse entière, on aura sous la main partout et toujours un aliment complet et profondément réparateur.

Quand grâce à ces soins et à cette médication, on peut arrêter la maladie et l'amener vers la guérison, il serait bon, dès que le malade peut marcher, qu'on lui fît prendre l'air. En mer, on l'apporterait sur le pont, on l'inviterait à marcher, et s'il ne le pouvait, on le porterait çà et là assis sur une chaise ou sur les bras de ses camarades valides. A terre on aurait toutes facilités pour remplir cette indication.

Mais malheureusement on ne peut pas toujours permettre aux convalescents ces douceurs, ces soins, dont cependant ils ont si grand besoin. Le travail qu'ils ne font plus retombe sur leurs camarades, que ce soit en mer ou à terre. Les positions difficiles ont des exigences auxquelles on ne saurait se soustraire, et trop souvent, pour avoir ménagé ceux qui étaient atteints les premiers, on doublera les chances d'invasion pour ceux qui restent; surtout si l'on n'a pas eu, si l'on ne maintient pas et si l'on ne peut pas maintenir les précautions hygiéniques, les soins prophylactiques dont nous allons parler.

PROPHYLAXIE.

Dans l'étude de la prophylaxie du scorbut, il nous faudra faire certaines divisions auxquelles celles que nous ne mentionnerons pas pourront se rapporter. Quelques grandes divisions seront ici à établir : car il est certain qu'à la mer ou à terre, les moyens devront varier ; on n'a pas les mêmes éléments. Et si quelquefois on peut modifier, si quelquefois, grâce à certaines observations présentées, et à l'État et aux particuliers, on peut changer un état pire en un état meilleur, on ne peut certes pas exiger l'embarquement à bord de tout ce que la terre peut nous offrir de ressources. La culture, à terre, aussi bien que le commerce et l'industrie, peuvent constamment ou à peu près être invoqués. A bord, le navire et son personnel sont souvent obligés de se suffire à eux-mêmes, et le ravitaillement n'est pas toujours facile, quelquefois même impossible. De l'inégalité des conditions déjà deux grandes divisions : 1° les mesures que l'on peut et que l'on doit prendre pour les voyages en mer ; 2° ce que l'on peut et l'on doit faire à terre.

En mer, tous les voyayes que l'on entreprend, et où se présente le scorbut ne sont pas des voyages autour du monde, durant deux ou trois ans, ceux où jusqu'alors le scorbut était le plus fréquent et presque fatal. Plus rarement à notre époque, il est vrai, grâce aux modifications que le système de locomotion a acceptées, et met en œuvre, on a de longs stages sur mer pour les voyageurs. Les croisières durent moins longtemps et prennent terre plus souvent. Mais il est encore certains voyages au long cours, d'explorations, de recherches, et même de transports qui durent six, sept et dix mois et plus, et il n'est pas besoin de si long séjour à la mer dans des conditions mauvaises pour que le scorbut se déclare. Je sais bien qu'actuellement la fréquence de son apparition est de beaucoup moindre, mais on le voit encore, et quoique la commission gouvernementale exige de grandes précautions, il n'est point encore rare de voir un certain nombre d'individus, sinon succomber, du moins être atteints par le scorbut.

Ces transports qui vont à la Nouvelle-Calédonie ne sont point tous des bateaux présentant, sinon pour les matelots, du moins pour les transportés, les conditions d'hygiène et de traitement requises pour éviter ou guérir toute atteinte.

Il n'y a pas encore longtemps que Dumont d'Urville fit le tour du monde, et il eut des scorbutiques à son bord ; il est vrai qu'il naviguait à la voile.

Et puis les pêcheurs à la morue du banc de Saint-Pierre, les matelots à bord des navires à voiles qui vont à Valparaiso, à Santiago, au cap Horn, qui huit ou dix mois à la mer et que quelquefois on est obligé de laisser aux hôpitaux étrangers, sont de temps en temps attaqués de scorbut.

Le voyage du Dr Kanes à la recherche de Franklin n'a pas été sans désastres.

On dira qu'il faut une réunion de mauvaises circonstances, gros temps, froid et brume, constitution peu robuste, manque de nourriture et d'eau potable, etc.; mais tout cela peut se rencontrer, et tout individu qui met le pied sur un navire, pour un long voyage, doit s'attendre à toutes ces circonstances aggravantes.

Quelles sont donc, suivant la longeur présumée du voyage, les mesures à prendre? Quelles conditions doit réunir le navire? Quelles la nourriture et l'existence de vie des passagers et des matelots? Quelles leurs vêtements et costumes?

Nous n'avons pas à nous préoccuper de tous les navires. Evidemment ceux dont le voyage ne dure que huit ou quinze jours, ou même un mois, qui vont à vapeur, ayant pris quelques précautions, ne seront pas atteints. Voyons seulement ceux où le scorbut se rencontre le plus ordinairement. Quatre variétés qui sont par ordre de fréquence : 1° les navires à voiles au long cours, faisant les voyages des côtes d'Afrique, des Indes, les côtes occidentales de l'Amérique du Sud, et ceux employés à la pêche du grand banc de Terre-

Neuve ; 2° les grands transports à voiles d'émigrants ; 3° Les caboteurs des mers du Nord, faisant Arkangel et les ports du nord de la Russie ; 4° les navires de l'Etat chargés de faire des découvertes scientifiques ou géographiques, tels que ceux qu'ont commandé Lapérouse et Dumont d'Urville.

La première chose qu'il faut exiger c'est la propreté. En général, elle est stricte à bord ; les lavages presque de chaque jour sont utiles, surtout pour les pêcheurs ; mais il n'y a malheureusement que le pont qui soit soumis à ces ablutions. Il faut avoir pénétré dans les entre-ponts des navires au long cours, pêcheurs ou autres, dans certains transports d'émigrants, pour voir que là encore il y a mieux à faire. Il est surtout une mesure que l'on devrait prendre : ce serait, à chaque voyage, de nettoyer le navire de tous les miasmes et putridités qu'un trop grand encombrement d'hommes et de marchandises y ont emmagasinés ; et pour ce faire, les fumigations répétées d'essences térébenthinées, les badigeonnages d'eau chlorée seront utiles. Ce ne serait point un retard, ni une grande dépense occasionnée : à mesure qu'une partie des logements et des magasins seraient vides on agirait sur eux. La quantité de goudron et de chlorure de chaux employés, aussi bien que le léger surcroît de travail exigé ne doivent pas entrer en ligne de compte.

Il ne serait peut-être pas inutile non plus d'essayer d'assécher les parois intérieures du navire dans lequel l'eau de mer aura pénétré soit par paquets, soit par vapeur ; des réchauds entretenus en divers endroits obtiendront ce résultat.

De plus on devrait veiller attentivement à ce que les

écoutilles et les panneaux fermassent bien hermétiquement ; car s'il faut, lorsque le navire est vide, que tout soit ouvert et ventilé autant que faire se peut, il faut aussi que le navire laisse le moins d'accès possible à l'eau et à l'air humide lorsqu'il tient la mer. Car nous l'avons vu, le froid humide est une des causes les plus fréquentes et les plus puissantes du scorbut.

Mais, sous prétexte de vouloir tout fermer, il ne faut pas empêcher l'air de pénétrer partout et surtout dans les logements. Bien d'autres avant nous ont demandé que la ventilation soit bien organisée, que l'air soit renouvelé le plus souvent possible. A bord des navires à vapeur de ces magnifiques transports de la compagnie transaltlantique et des Anglais, on a presque atteint la perfection du genre. Mais dans les grands trois-mats qui font de longs voyages, il y aurait, nous croyons, encore à faire, surtout pour les transports d'émigrants à voiles, qui sont appelés à tenir presque constamment la mer avec grand chargement d'hommes et de marchandises.

Réunissant ces qualités spéciales, le navire pourra offrir une habitation saine. Mais, du côté des matelots et des passagers, certaines précautions sont à prendre. La plus importante de toutes, c'est autant que faire se peut ne jamais garder longtemps sur eux leurs vêtement mouillés. En général tous les marins sont enveloppés de flanelle et de tissus de laine ; mais ceux-là même doivent être séchés aussitôt que possible ; de sorte qu'au relevé de quart, étant mouillés, ils trouvent d'autres vêtements secs. Ils devraient aussi bien veiller à leur couvertures et literie, car souvent l'incurie les force à se coucher dans d'humidité, qu'ils eussent évitée avec plus de soin de surélever leurs cadres ou leurs hamacs avec leurs couvertures, et de bien fermer les écoutilles et panneaux. Les passagers feront bien aussi lorsqu'ils seront appelés sur le pont par la curiosité ou les besoins de la manœuvre de se vêtir de vêtements de laine et de s'astreindre aux mêmes précautions que les matelots.

La *nourriture* actuellement est en général satisfaisante et bonne. La variété est régulière, et, sauf les cas extraordinaires, rarement on pourra l'accuser d'être la cause de l'apparition du scorbut. Mais, si un calme plat force le navire à rester en panne deux ou trois mois de plus que le voyage ne comporte de durée ordinaire, quelquefois on sera pris, témoin le transport l'*Orne* dans son expédition à la Nouvelle-Calédonie en 1873. D'abord la diminution en quantité se fera sentir et puis en qualité, les viandes salées étant souvent le seul aliment qui reste avec le biscuit. Et cependant, avec l'industrie et la science, on est arrivé à conserver des viandes constamment fraîches pendant des périodes de huit à dix ans. Aussi, croyons-nous que l'on ferait infiniment mieux et même qu'il serait plus économique d'employer ces viandes fraîches dont le prix n'est point supérieur à celui des viandes fumées et salées. Non-seulement la viande actuellement peut être procurée fraîche après un long séjour à la mer; mais aussi les légumes, lesquels souvent sont très-bien conservés. Et on ne saurait leur reprocher ce que Lind et Poissonnier-Desperrières condamnaient de leur temps. La chaleur n'a point modifié les principes immédiats qui les composent, et plus d'un ne saurait, en les mangeant, s'ils sont frais ou conservés. Comme en général ils sont renfermés dans des boîtes de fer-blanc, et à un état de compression assez fort, on pourrait facilement faire des provisions plus abondantes, et par là ne plus avoir ces rationnements qui épuisent les matelots.

Une précaution qu'il serait bon que prît le gouvernement, ce serait d'empêcher le réembarquement des provisions sans un examen approfondi, et on n'aurait plus alors ces biscuits et autres provisions gâtés et rongés des vers que l'on rencontre trop souvent, et que la parcimonie des armateurs et des fournisseurs fait si souvent entrer dans les cargaisons de vivres.

Je crois qu'il serait bon aussi de généraliser le plus possible ces cressonnières que quelques navires marchands commencent à avoir à leur bord : ce serait peu dispendieux et très-utile en toute circonstance.

La petite bière, que l'on peut parfaitement préparer à bord, serait aussi meilleure que le quart de vin et l'eau saumâtre qui fait la boisson ordinaire des hommes. Nous avons vu que depuis longtemps les Anglais et les Hollandais employaient ce moyen et qu'ils s'en étaient bien trouvés. Sur le rapport de M. Gallerand, médecin-major de la *Cléopâtre*, l'État a exigé le jus de citron préparé parmi les vivres de bord. Il serait bon de généraliser ces mesures parmi les navires marchands.

Il y aurait sans doute beaucoup d'autres améliorations à apporter et des précautions à prendre : nous n'indiquons ici que les principales, ne pouvant nous étendre plus longuement dans ce travail. Grâce à elles, déjà le scorbut deviendrait de plus en plus rare, et peut-être disparaîtrait-il de nos flottes, et l'humanité ainsi que l'intérêt bien entendu s'y trouveraient à la fois satisfaits.

Si le scorbut se rencontre heureusement maintenant assez rarement en mer, grâce aux progrès de la nautique et de l'industrie qui suppléent aux défectuosités du peu d'emplacement, et des agglomérations de nourriture pouvant se gâter faute de bonne préparation, on peut dire qu'à terre il est encore plus rare. Cependant, après ce qui vient de se passer à Paris, nous ne saurions nous ranger de l'avis d'un célèbre professeur allemand, qui prétendait en 1869 qu'*il ne peut plus guère être question d'une prophylaxie du scorbut de terre.* Aussi ne croyons-nous pas question oiseuse celle qui traitera de la prophylaxie du scorbut de terre.

Jusqu'alors le scorbut apparaît sous deux états pathologiques différents : 1° on le constate à l'état endémique dans certaines régions, plus rarement il est vrai, mais il en est encore qui n'ont pu le chasser de leur pays ; 2° il prend quelquefois la forme épidémique comme au siége de Thorn, au pénitencier de Prague, au siége de Paris par les armées allemandes ; comme quelquefois dans certains bagnes, certains hôpitaux et certaines prisons, dans tous les endroits, en un mot, où de grandes agglomérations d'individus soumis à de longues privations, à des fatigues nombreuses, sont encore déprimés par une température à la fois froide et humide. Voyons les mesures que l'hygiène publique et privée nous engagent à prendre en chacune de ces conditions de la vie.

Et d'abord le scorbut est-il endémique dans un pays, a-t-il pour ainsi dire droit de cité, quelles précautions pour ne point en être attaqué ? Quels moyens de l'expulser ?

Nous avons vu dans l'*Etiologie* que certains pays, autrefois ravagés, l'avaient vu presque disparaître : nous avons cité les Pays-Bas de la Hollande, quelques parties de la Russie, la baie d'Hudson et le Bas-Canada.

La Hollande, depuis son endiguement, ne voit plus ses plaines constamment pleines d'eau, et ces lacs de glace que l'hiver ramenait toujours avec lui. De plus, enrichis par leur commerce, les habitants ont vécu d'une vie plus supportable, moins débilitante. La nourriture s'est améliorée. Les chauds vêtements ont protégé le matelot et le paysan. Le bien-être venant avec la richesse et l'éducation, des soins individuels aussi bien que sociaux ont ramené l'hygiène jusqu'alors trop négligée. La Hollande est devenue la terre de la propreté par excellence, et de bons calorifères ont fait disparaître l'humidité, que les envahissements de la mer et les lavages perpépétuels occasionnaient. Les Hollandais par leurs digues ont garanti leur pays des dévastations et des dépôts de détritus que la mer apportait journellement, ramenant miasmes et putridité de l'air.

En Finlande, les paysans et les pêcheurs commencent à vivre d'une façon plus réconfortante; et au Canada la richesse est venue avec le travail ; toute désastreuse atteinte a disparu avec l'aisance qui suit le travail.

Aussi à ceux chez lesquels le scorbut se rencontre encore à l'état endémique doit-on dire : suivez ces exemples; voici leurs principes : *Propreté* et *chaleur sèche des habitations*, *bonne nourriture*, si faire se peut (toujours par la prévoyance les masses d'hommes en société pourront se garantir); *vêtements de laine chauds*, changés chaque fois qu'ils seront mouillés, et bien secs avant de les remettre; *sociabilité*, c'est-à-dire amour de la société qui amenant des distractions et des satisfactions intellectuelles, tiendront l'esprit à l'abri et de l'ennui et de la tristesse; *travail*, qui en rompant, par les occupations qu'il exige, la monotonie de l'existence fait disparaître l'apathie, la nonchalance et la paresse d'action, grandes causes de scorbut.

Ces préceptes bien suivis feront disparaître cet hôte incommode et nuisible et guériront en grande partie ceux qui en sont atteints.

Et cela sera d'autant plus facile que la nature qui souvent, comme on l'a dit, a mis le remède à coté du mal, n'est point marâtre envers le pays qu'elle semble le plus fustiger. Car il faut remarquer que les plantes scorbutiques naissent naturellement, sont presque aborigènes et autochthones dans les pays où le scorbut est endémique. La Finlande et le golfe de Bothnie ont leurs pins séculaires, dont la chaleur térébenthinée peut les aider à se sauver. Le Groenland, l'Islande, le Spitzberg ont le cresson, le cochléaria et plusieurs autres plantes crucifères que nous avons vues excellentes contre le scorbut. Au bord de la mer, sur les falaises mêmes, nous trouvons le choux sauvage, le cochléaria, etc., et donnant sur la mer, sur les bords des cours d'eau vive que recherchent si ardemment le voyageur en détresse, nous rencontrons le cresson qui est là, on dirait, pour satisfaire aux besoins de sa nature épuisée.

Le scorbut prend-il le caractère épidémique, de nombreux cas se montrent-ils dans une prison, un hôpital, un bagne : évacuer ces habitations si faire se peut, car le changement d'air est un grand remède. Sinon, prendre tous les soins hygiéniques possibles tant en vêtements qu'en nourriture. Chaleur et aliments réconfortants, viande fraîche, légumes frais, pain bien levé et vin ou bière antiscorbutique ; promenade au soleil, ventilation régulière et complète des salles, cellules ou cabanons ; propreté stricte et presque minutieuse : tels sont les conseils que nous donnerions.

Dans une ville assiégée : avec les conserves fraîches dont nous avons parlé pour la mer, on pourrait, en renouvelant successivement les provisions, au lieu de les laisser gâter dans les magasins, avoir toujours un grand secours, et, si l'on trouvait là aussi les habillements qui doivent s'y trouver en tous temps, on souffrirait peu du froid et on pourrait au moins s'en garantir. Utilisez aussi les jardins, les talus des fortifications, les terrains inoccupés, à des plantes crucifères poussant rapidement. MM. Baillon et Bouchardat l'ont voulu et même tenté pendant le siége de Paris, et les maraîchers ont fourni vers janvier bon nombre de légumes. M. Payen, dans son mémoire à l'Académie des sciences, déposé après sa mort en 1872, le recommandait formellement, et montrait ce que l'on devait attendre de ces précautions, car les plantes valent toujours mieux que leurs alcoolats que l'on a tant et tant de fois prônés et dont on a vu si souvent le peu de valeur. Ajoutez à ces renseignements ceux que nous avons exposés plus haut, et nous n'aurons plus à redouter cette maladie qui fait encore en certains cas de nombreuses victimes.

BIBLIOGRAPHIE.

Joann, Echtii. — De scorbuto, vel scorbutica passione, Epitome, 1541.

Wier. — Medicarum observationum hactenus incognitarum liber unus de scorbuto, in-12, Ann. 1557.

Lugalenus. — De scorbuto morbo liber, in-8. Brem. 1588.

Charleton. — De scorbuto, 1677.

Poupart. — Mémoires de l'Académie des Sciences, 1699.

Lind. — Traité du scorbut, 2 vol. in-8, 1756.

Poissonnier-Desperrières. — Maladies des gens de mer, 1767, in-8.

Lapérouse. — Instructions rédigées lors de son voyage autour du monde.

Hulme. — De natura, causa et curatione scorbuti, 1768.

Annales de la Société royale de médecine. — Réponse aux questions posées, concernant la nourriture des gens de mer, adressée au maréchal de Castries, ministre de la marine, 1784.

Keraudren. — Réflexions sommaires sur le scorbut (thèse de Paris, 1804). Mémoire sur les causes des maladies des marins, 1817.

Latour, d'Orléans. — Histoire philosophique et médicale des causes essentielles, immédiates ou prochaines des hémorrhagies, in-8, 1815.

Forget. — Médecine navale, ou nouveaux éléments d'hygiène, de pathologie et de thérapeutique navale, 1832.

Fonssagrives. — Traité d'hygiène navale.

THOLOZAN. — Scorbut des soldats de Crimée, in *Gazette médicale de Paris*, 1855.

BECQUEREL ET RODIER. — Du sang dans le scorbut, in *Chimie pathol.*, page 139, 1854.

ANDRAL. — Hématologie pathologique, 1843, 1 vol. in-8, et cours de pathologie int., 1848, t. I, p. 479.

SCRIVE. — Relation medico-chirurgicale de la campagne d'Orient, 1857.

QUÉMAR. — Scorbut et héméralopie scorbutique (thèse de Montpellier, n° 20, 1858).

A. LE ROY DE MÉRICOURT. — Etat sanitaire de la marine marchande anglaise, particulièrement au point de vue du scorbut. (*Archives de médecine navale*, 1867, t. VII, p. 216.)

A. LÉON. — Contribution à l'étiologie du scorbut. (*Arch. de méd. nav.* t. IX, p. 199, 1868).

BOUCHARDAT. — Revue des cours scienfiques, n°s 45, 47, 48, 49 et 50, année 1870. (*Annuaire de thérapeutique*, 1871-72.)

BÉHIER. — Conférence à l'Hôtel-de-Ville, sur les maladies dans une ville assiégée. *Revue scientifique*, 1870.)

CHALVET. — Etude sur le sang des scorbutiques. (*Union médicale*, 3e série, t. XIII, p. 561.)

DELPECH. — Le scorbut pendant le siége. (*Ann. d'hygiène et de méd. lég.*, 2e série, t. XXXV, 1871.)

LASÈGUE ET LEGROUX. — L'épidémie de scorbut dans les prisons de la Seine et à l'hôpital de la Pitié. (*Gaz. hebdomad.*, janvier, *Archives*, août et septembre 1871.)

LEVEN. — Une épidémie de scorbut, 1871.

PAYEN. — Des substances pendant le siége de 1870. (*Mémoire à l'Académie des sciences*, 29 mai 1871.)

GRENET. — Le scorbut au fort de Bicêtre pendant le siége de Paris par les Prussiens, hiver 1870-71. (*Annales d'hyg. et de méd. lég.*, 2e série, t. XXXV, année 1871.)

BROUARDEL. — Pathogénie de quelques-unes des maladies qui ont régné pendant les blocus de Metz et de Paris. (*Revue scientifique*, n° 49, juin 1872.)

Dupinet. — Les principales causes de mortalité à Paris pendant le siége. (Thèse de Paris 1872.)

Charpentier. — Étude sur le scorbut en général; l'épidémie de 1871 en particulier. (Thèses de Paris 1871.)

Bucquoy. — Mémoire sur les cas de scorbut observés à l'hôpital Cochin. (*Société médicale des hôpitaux*, séance du 28 avril 1871.)

Hayem. — Relation clinique de l'épidémie de scorbut observée à la Charité. (*Gazette hebdomadaire* 1871.)

Hayem. — Note sur l'anatomie pathologique du scorbut. (*Société de biologie*, séance du 18 mars 1871.)

A. Parent, imprimeur de la Faculté de Médecine, rue Mr-le-Prince, 31

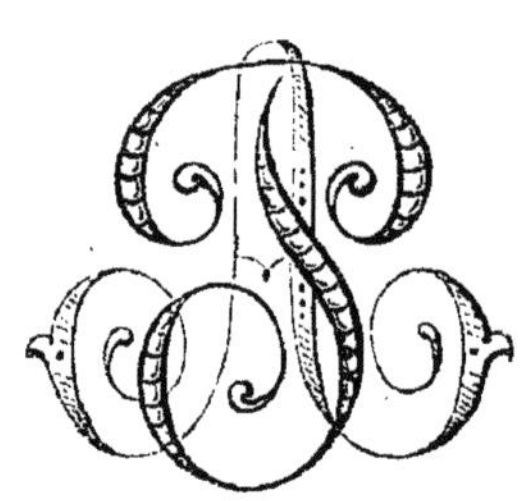

A. PARENT, imprimeur de la Faculté de Médecine, rue M.-le-Prince, 31.

www.ingramcontent.com/pod-product-compliance
Ingram Content Group UK Ltd.
Pitfield, Milton Keynes, MK11 3LW, UK
UKHW020333250726
13967UKWH00005B/2002